Sreekanth Kotina
Hyandavi Balla

PERTURBAÇÕES METABÓLICAS DA LÍNGUA

Sreekanth Kotina
Hyandavi Balla

PERTURBAÇÕES METABÓLICAS DA LÍNGUA

ScienciaScripts

Imprint

Cover image: www.ingimage.com

This book is a translation from the original published under ISBN 978-620-7-84477-7.

Publisher:
Sciencia Scripts
is a trademark of
Dodo Books Indian Ocean Ltd. and OmniScriptum S.R.L publishing group

120 High Road, East Finchley, London, N2 9ED, United Kingdom
Str. Armeneasca 28/1, office 1, Chisinau MD-2012, Republic of Moldova, Europe
Managing Directors: Ieva Konstantinova, Victoria Ursu
info@omniscriptum.com

Printed at: see last page
ISBN: 978-620-8-40394-2

ÍNDICE

INTRODUÇÃO

Todos os organismos vivos têm determinadas caraterísticas que os distinguem das formas não vivas. Os processos básicos da vida incluem a organização, o metabolismo, a reação, os movimentos e a reprodução. Nos seres humanos, que representam a forma mais complexa de vida, existem requisitos adicionais como o crescimento, a diferenciação, a respiração, a digestão e a excreção. Todos estes processos estão inter-relacionados. Nenhuma parte do corpo, desde a mais pequena célula até um sistema corporal completo, funciona isoladamente. Todas elas funcionam em conjunto, num equilíbrio bem afinado, para o bem-estar do indivíduo e para a manutenção da vida.

Metabolismo no corpo, ou seja, os processos químicos que permitem que as células continuem a viver.[1] O termo "Metabolismo" significa literalmente "mudança" e é utilizado para se referir a todas as transformações químicas e energéticas que ocorrem no corpo.[2]

O metabolismo é uma atividade celular altamente coordenada em que muitos sistemas multienzimáticos (vias metabólicas) cooperam para realizar quatro funções, nomeadamente

- Obter energia química através da captação de energia solar ou da degradação de nutrientes ricos em energia provenientes do ambiente.
- Converter moléculas de nutrientes em moléculas caraterísticas das próprias células, incluindo precursores em macromoléculas.
- Polimerizar precursores monoméricos em macromoléculas de proteínas, ácidos nucleicos e polissacarídeos e
- Sintetizar e degradar biomoléculas necessárias para funções celulares especializadas, tais como lípidos de membrana, mensageiros intracelulares e pigmentos.[3]

Uma grande parte das reacções químicas nas células tem a ver com a disponibilização da energia contida nos alimentos aos vários sistemas fisiológicos da célula.[1] O organismo oxida os hidratos de carbono, as proteínas e as gorduras, produzindo principalmente dióxido de carbono, água e a energia necessária aos processos vitais.[2]

A oxidação não é uma reação semi-explosiva de um só passo, mas sim um processo complexo, lento e gradual chamado catabolismo, que liberta energia em pequenas quantidades utilizáveis.[2]

A soma de todas as transformações químicas que ocorrem numa célula ou organismo, ocorre através de uma série de reacções catalisadas por enzimas que constituem as vias metabólicas.[3]

O sistema endócrino, tal como o sistema nervoso, ajusta e correlaciona as actividades dos vários sistemas do corpo, tornando-os adequados às exigências variáveis do ambiente externo e interno.[2]

Quaisquer aberrações do metabolismo normal podem resultar em doenças que afectam a saúde geral de um indivíduo, tendo, por sua vez, um impacto na saúde oral. Muitas das alterações manifestam-se nos tecidos orais e podem alertar o médico dentista. Por vezes, o dentista pode ser o primeiro a detetar essas alterações e, por sua vez, desempenhar um papel fundamental na gestão bem sucedida do doente, efectuando uma avaliação mais aprofundada, um plano de tratamento e um encaminhamento adequado do doente.

Neste contexto, a presente dissertação bibliográfica tem por objetivo fazer uma revisão selectiva do metabolismo normal e das perturbações do metabolismo que afectam a cavidade oral e, em particular, a língua.

REVISÃO DA LITERATURA

EMBRYOLOGIA:

A língua surge na parede ventral da orofaringe primitiva a partir do revestimento interno dos primeiros quatro arcos faríngeos. A membrana mucosa que cobre a orofaringe surge na boca em desenvolvimento como um saco inchado, resultado da invasão de tecido muscular dos somitos occiptal.[4]

Durante a 4th semana após a conceção, espessamentos laterais emparelhados de mesênquima[5] aparecem no aspeto interno dos primeiros arcos faríngeos para formar as tumefacções linguais. Entre e atrás dessas tumefacções, surge uma eminência mediana, o tuberculum impar, cujo bordo caudal é marcado por uma fossa cega. Esta fossa, o forame cecal, marca o local de origem do divertículo da tiroide.[4]

As tumefacções linguais crescem e fundem-se umas com as outras, englobam o tuberculum impar, para fornecer a mucosa ectodérmica do corpo (2/3 anteriores) da língua.[4]

Ao redor da periferia das tumefações linguais fundidas e elevadas, há uma proliferação epitelial no mesênquima subjacente. A degenerescência das células centrais desta lâmina em forma de ferradura forma um sulco (sulco linguogengival), que liberta o corpo da língua do pavimento da boca, exceto na linha média do frénulo lingual.

As bases ventrais dos 2, 3 & 4 arcos faríngeos elevam-se numa única proeminência ventral média conhecida como "cópula".[5,6] Uma subdivisão posterior desta proeminência é a eminência hipobranquial.

A mucosa derivada endodérmica dos 2 a 4 arcos faríngeos e da cópula forma a cobertura dos 3 posteriores da língua.[4]

Imediatamente atrás desta tumefação encontra-se o orifício laríngeo, que é ladeado por tumefacções das aritenóides.[5]

Os 2/3 anteriores da língua são formados pela fusão de

(a) Tuberculum impar &

(b) Dois inchaços linguais[6] e, assim, é formado pelo arco mandibular.

O 1/3 posterior da língua é formado a partir da parte cranial da cópula[6] , e o mesoderma do segundo arco fica enterrado abaixo da superfície e o mesoderma do terceiro arco cresce sobre ele para se fundir com o mesoderma do primeiro arco.[6]

A parte mais posterior da língua deriva do quarto arco.[6] Os botões gustativos surgem por interação indutiva entre as células epiteliais e as células nervosas gustativas invasoras da corda do tímpano (VII nervo craniano), IX e X nervos cranianos.[4]

As células gustativas começam a formar-se logo a partir da 7ª semana após a conceção, mas as papilas gustativas não são reconhecíveis até às 13-15 semanas, altura em que se inicia a perceção do sabor.[4]

Inicialmente, apenas uma única papila gustativa está presente nas papilas fungiformes, mas estas multiplicam-se na vida fetal posterior, possivelmente por ramificação.[4]

As papilas gustativas das papilas circunvaladas desenvolvem-se no período pós-natal.[4]

Os músculos da língua surgem no assoalho da faringe, na região do somito occipital, em frente à origem do nervo hipoglosso.[4]

A massa muscular empurra para a frente a corda hipoglosso por baixo da camada mucosa da língua, levando consigo o nervo hipoglosso.[4]

O rápido crescimento da língua em relação ao espaço em que se desenvolve resulta na ocupação de toda a câmara estomodeal que mais tarde se dividirá em boca, orofaringe e nasofaringe.[4]

Com o alargamento posterior do estomodeu, a língua desce para a câmara bucal propriamente dita, permitindo que as prateleiras palatinas fechem a boca das fossas nasais.[4]

Toda a língua está presente na boca à nascença, o seu 1/3 posterior desce para a faringe por volta dos quatro anos de idade. A língua normalmente duplica em comprimento, largura e espessura entre o nascimento e a adolescência, atingindo o seu tamanho máximo por volta dos oito anos de idade.[4]

ANATOMIA DA LÍNGUA:

A língua é essencialmente uma massa de músculo esquelético coberta por uma membrana mucosa e com um septo fibroso na linha média que separa as duas metades musculares.[7]

A sua posição é parcialmente oral e parcialmente faríngea, estando ligada pelos seus músculos ao osso hioide, à mandíbula, aos processos estilóides, ao palato mole e à parede da faringe.[8]

Tem uma raiz, um ápice, um dorso curvo e uma superfície inferior[8]

O dorso é dividido por um sulco terminal em forma de "V" numa parte anterior e numa parte posterior.[8]

A parte anterior forma cerca de 2/3rd do comprimento da língua[8]

Os dois membros do sulcus terminalis correm ântero-lateralmente para os arcos palatoglossais a partir de uma depressão mediana, o forame cecum, que marca o local da extremidade superior do divertículo tiroideu embrionário.[8]

A língua tem uma raiz, uma ponta e um corpo.[9]

A parte oral ou pré-sulcal está localizada no pavimento da cavidade oral. Tem um ápice que toca os dentes incisivos, uma margem em contacto com as gengivas e os dentes, uma superfície superior relacionada com os palatos duro e mole.[8]

A superfície é rugosa devido à presença de três tipos de papilas ,[7]

Filiformes: Projecções cónicas minúsculas que dão um aspeto aveludado à língua.[7]

Fungiforme: Cabeças de alfinete cor-de-rosa discretas, mais numerosas na extremidade da língua.[7]

Circum vallate: São cerca de uma dúzia em número e estão dispostos em forma de "V" com o ápice apontando para trás, na frente do sulco terminal.[7]

Foliadas: De cada lado, à frente do arco palatoglossal, existem 4-5 pregas verticais, que representam vestígios de papilas maiores encontradas em muitos outros mamíferos.[8]

A mucosa da superfície inferior é lisa, arroxeada e reflecte-se no pavimento oral e nas gengivas. Está ligada ao pavimento oral anteriormente pelo frénulo lingual. As veias linguais profundas situam-se lateralmente ao frénulo em ambos os lados. A plica fimbriata, uma crista mucosa com franjas, situa-se lateralmente à veia.[8]

Parte faríngea / pós-sulcal - Estende-se do sulco terminal até a epiglote.[7] Forma a parede anterior da orofaringe.[7] Apresenta nódulos baixos que correspondem a nódulos linfóides incorporados na submucosa e coletivamente denominados amígdala lingual (parte do anel de Waldeyer).[7]

Músculos da língua: Existem músculos extrínsecos e intrínsecos em cada metade, os primeiros estendendo-se para fora da língua e movendo-a corporalmente, os segundos totalmente dentro dela e alterando a sua forma.[8]

Os músculos extrínsecos são quatro pares, Genioglosso, Hioglosso, Estiloglosso e Palatoglosso.[8]

Os músculos intrínsecos são bilaterais, longitudinais superiores, longitudinais inferiores, transversais e verticais.[8]

Genioglosso - É triangular em secção sagital, situando-se próximo e paralelo à linha média.

Surge como um tendão curto ligado ao tubérculo genial superior atrás da sínfise mandibular, acima da origem do genio-hióideo. Expande-se para trás e para cima.

Inserção - As fibras inferiores estão ligadas por uma aponeurose fina à superfície anterior superior do osso hioide perto da linha média. As fibras intermédias passam para trás, para a parte posterior da língua. As fibras superiores ascendem para a frente para entrar em todo o comprimento da superfície ventral da língua, da raiz ao ápice.[8]

Hioglosso - Surge do comprimento do corno maior do osso hioide e da parte lateral do seu corpo. Estende-se para cima como uma folha quadrilateral, com a borda superior interdigitando em ângulo reto com as fibras do estiloglosso, e está ligado ao lado da língua.[7]

Estiloglosso - Surge da face anterolateral do processo estiloide perto do seu ápice e forma a extremidade estiloide do ligamento estilomandibular. Passando para baixo e para a frente, divide-se na parte lateral da língua numa parte longitudinal, que entra na língua dorsolateralmente para se fundir com o músculo longitudinal inferior à frente do hioglosso, e numa parte oblíqua que se sobrepõe ao hioglosso e se cruza com ele.[8]

Palatoglosso - Origina-se da superfície oral da apneurose palatina onde se liga ao seu companheiro. Estende-se para a frente, para baixo e lateralmente à frente da amígdala palatina para o lado da língua. Algumas fibras estendem-se sobre o dorso, outras passam profundamente na sua substância para se misturarem com as fibras dos músculos transversos intrínsecos.[8]

Músculos intrínsecos:

Longitudinal superior - Situa-se por baixo da membrana mucosa[10]. Estende-se para a frente a partir do tecido fibroso submucoso perto da epiglote e do septo lingual mediano até às margens linguais.[8]

Longitudinal inferior - Estende-se da raiz da língua até o ápice. As fibras posteriores estão ligadas ao corpo do osso hioide. Anteriormente confunde-se com o estiloglosso.[8]

Músculo transverso - Estende-se lateralmente desde o septo fibroso mediano até ao tecido fibroso submucoso na margem lingual, fundindo-se com o palatofaríngeo.[8]

Músculo vertical - Estende-se do aspeto dorsal ao ventral da língua na borda anterior.[8]

Glândulas da língua[10] - As glândulas linguais podem ser divididas em três grupos

1. As glândulas linguais anteriores, glândulas de Blandin e Nuhn, estão localizadas no ápice da língua. Os ductos abrem-se para a superfície ventral da língua. A sua natureza é essencialmente mucinosa.
2. As glândulas linguais de von Ebner estão localizadas sob as papilas circunvaladas. Os ductos abrem-se na calha destas papilas. São puramente serosas.
3. As glândulas linguais posteriores estão localizadas perto das amígdalas linguais no terço posterior da língua. São de natureza puramente mucosa.

Fornecimento de nervos:

Os músculos intrínsecos da língua são irrigados pelo nervo hipoglosso.[7]

Os músculos extrínsecos da língua são supridos pelo nervo hipoglosso, exceto o palatoglosso, que é suprido pelo plexo faríngeo.[7]

O fornecimento sensorial da membrana mucosa da parte oral, mas não da região da papila palatina, é efectuado pelo nervo lingual, cujo componente trigeminal medeia a sensibilidade comum e o componente da corda do tímpano medeia o paladar.[8]

As fibras secretomotoras parassimpáticas para a glândula lingual anterior correm com a corda do tímpano a partir do núcleo salivatório superior e retransmitem-se no gânglio submandibular.[8]

O 1/3 posterior[rd] da mucosa, juntamente com a área pré-sulcal, que inclui as papilas palatinas, é principalmente suprido pelo nervo glossofaríngeo (paladar e sensação geral).[8]

A parte mais posterior da língua é irrigada pelo nervo vago através do nervo laríngeo interno.[9]

Fornecimento vascular:

Suprimento arterial - Principalmente derivado da artéria lingual, um ramo da artéria carótida externa.[9]

Artérias linguais dorsais para a parte posterior do dorso da língua.[8]

A artéria lingual profunda, o ramo amigdalino e o ramo palatino ascendente da artéria facial e a artéria faríngea ascendente também fornecem tecido na raiz da língua.[8]

Drenagem venosa - Veias linguais dorsais, drenam o dorso e os lados da língua e juntam-se às veias linguais e desembocam na veia jugular interna perto do corno maior do osso hioide.[8]

A veia lingual profunda começa na ponta e corre na superfície inferior da língua[8]. Une-se à veia sublingual e forma a veia comitans nervi hypoglossi e junta-se à veia facial, jugular interna ou lingual.[8]

Drenagem linfática:

O ápice da língua e a zona do frénulo lingual são drenados por gânglios linfáticos submentais ou submandibulares anteriores ou médios ou então para os gânglios jugulo-omohióideos.[8]

A margem lateral da língua é drenada por gânglios linfáticos submandibulares e outros por gânglios jugulo-digástricos ou jugulo-omohióides.[8]

A parte posterior das margens linguais é drenada para os nódulos jugulo-digástricos.[8]

Os vasos linfáticos centrais drenam para os gânglios cervicais profundos, especialmente para os gânglios jugulo-digástricos e jugulo-omohióideos.[8]

Os vasos linfáticos dorsais, provenientes das papilas pós-sulcais e circunvaladas, drenam para os gânglios jugulo-digástricos e jugulo-omohióideos.[8]

FUNÇÕES DA LÍNGUA:

Preensão e ingestão - Funciona como um meio de recolha de alimentos líquidos e sólidos e de propulsão dos alimentos para a faringe.[11]

Os movimentos de lamber, chupar e mastigar envolvem uma atividade muscular coordenada da língua e dos maxilares, dos lábios e das bochechas.[11]

Chuchar - Uma forma altamente especializada de ingestão pelo bebé. O mamilo e a aréola circundante são puxados profundamente para dentro da boca aberta, os lábios evertidos formam um selo e o dorso da língua é aplicado ao mamilo e à aréola, que são ritmicamente comprimidos pela mandíbula e pela língua, descarregando o leite para o dorso, aproximadamente ao nível da fila de papilas valladas.[11]

Deglutição - Envolve a coordenação fisiológica análoga à da sucção, com atividade muscular sequencial na língua e nos músculos constritores da faringe.[11]

Perceção - A mucosa especializada e o fornecimento de nervos sensoriais gerais e especiais do dorso proporcionam a avaliação da sensação de temperatura, textura, sabor, dor e sensação geral.[11]

Fonação - Para uma enunciação precisa, são necessários uma força e um controlo musculares adequados e um sistema sensorial lingual intacto.[11]

Respiração - A posição da mandíbula e da língua, contribuída pelo tónus muscular lingual, influencia o controlo respiratório.[11]

Desenvolvimento da mandíbula - As pressões musculares da língua são um fator importante no desenvolvimento da forma do arco mandibular e na posição dos segmentos dentários anteriores e posteriores.[11]

Funções simbólicas - A língua serve para a fala suave e para os sons ululatórios, bem como para "acariciar" a conversa. Expressões como "falar com uma língua bifurcada", "falar venenoso" e "falar numa língua diferente" atribuem atitudes mentais e comportamentos ao órgão visível através do qual são expressos.[11]

A língua pode figurar de forma proeminente nos encontros sexuais, desempenhando uma função fálica física e simbólica.[11]

METABOLISMO DOS HIDRATOS DE CARBONO:

Os hidratos de carbono: São as biomoléculas mais abundantes na Terra. Os hidratos de carbono são predominantemente aldeídos ou cetonas poli-hidroxilados ciclizados ou substâncias que produzem tais compostos por hidrólise.[1]

Muitos hidratos de carbono têm uma fórmula empírica (CH2O)n, alguns contêm também azoto, fósforo ou enxofre.[3]

- Os hidratos de carbono fornecem 4 kcal de energia/grama.[12]
- Os hidratos de carbono são a principal fonte de energia.[12]

Existem três grandes classes de tamanho de hidratos de carbono:

1. Monossacárido
2. Oligossacárido
3. Polissacárido[3]

Monossacarídeo/açúcar simples, possui uma única unidade polihidroxi-aldeído ou cetona. Ex: D-glucose / Dextrose.[3]

Os oligossacáridos são constituídos por cadeias curtas de unidades ou resíduos de monossacáridos, unidos por ligações caraterísticas denominadas ligações glicosídicas. Os mais abundantes são os dissacáridos. Ex: Sacarose.[3]

Os polissacáridos são constituídos por mais de cerca de 20 unidades de monossacáridos. Ex: Celulose, Glicogénio.[3]

O principal produto da digestão do metabolismo dos hidratos de carbono e o principal açúcar em circulação é a glucose.[3]

Quando entra nas células, a glucose é normalmente fosforilada para formar glucose-6-fosfato. A enzima que catalisa esta reação é a hexoquinase. A glicose-6-fosfato é polimerizada em glicogénio ou catabolizada. Este processo de formação de glicogénio é designado por glicogénese e a degradação do glicogénio é designada por glicogenólise. A decomposição da glicose em piruvato ou lactato (ou ambos) é designada por glicólise. O catabolismo da glicose processa-se através da clivagem da frutose em trioses ou através da oxidação e descarboxilação em pentoses. A via para o piruvato através das trioses é a via de Embden-Meyerhoff, e a via através do 6-fosfogluconato e das pentoses é a via oxidativa direta (derivação da hexose monofosfato).[2]

O piruvato é convertido em acetil-CoA. A interconversão entre hidratos de carbono, gorduras e proteínas inclui a conversão do glicerol das gorduras em fosfato de dihidroxiacetona e a conversão de um certo número de aminoácidos com esqueletos de carbono semelhantes aos intermediários da via de Embden-Meyerhof e do ciclo do ácido cítrico nestes intermediários por desaminação. Desta forma, as moléculas não glucosas podem ser convertidas em glucose (gluconeogénese).[2]

Ciclo do ácido cítrico:

Sinónimos: Ciclo de Kreb

Ciclo do ácido tricarboxílico

Trata-se de uma sequência de reacções em que o acetil-CoA é metabolizado em dióxido de carbono e átomos de hidrogénio. O acetil-CoA é primeiro condensado para formar citrato e HS-CoA. Numa série de 7 reacções subsequentes, são produzidos 12 ATP[2]. O ciclo do ácido cítrico é uma via comum para a oxidação em dióxido de carbono e água de hidratos de carbono, gorduras e alguns aminoácidos.

PROTEÍNAS:

Em grego, Protos significa "primeiro" ou "mais importante" [3]

As proteínas são os instrumentos moleculares através dos quais a informação genética é expressa.[2]

As proteínas desempenham múltiplas funções de importância crítica. Uma rede interna de proteínas, o citoesqueleto, mantém a forma e a integridade física.[2]

As proteínas são construídas a partir do mesmo conjunto ubíquo de 20 aminoácidos, ligados covalentemente em sequências lineares caraterísticas. O aspeto mais notável é que as células podem[1] produzir proteínas com propriedades e actividades muito diferentes, juntando os mesmos 20 aminoácidos em muitas combinações e sequências diferentes, o que permite a produção de produtos muito diversos como enzimas, hormonas, anticorpos, transportadores, músculos, antibióticos e uma miríade de outras substâncias com actividades biológicas distintas.[3]

As proteínas são polímeros de desidratação de aminoácidos, com cada resíduo de aminoácido unido ao seu vizinho por um tipo específico de ligação covalente.

Os aminoácidos presentes nas proteínas são a-aminoácidos. Têm um grupo carboxilo e um grupo amino ligados ao mesmo átomo de carbono e um grupo R, ou seja, uma cadeia lateral que varia em termos de estrutura, tamanho e carga eléctrica e que influencia a solubilidade dos aminoácidos em água.[3]

Os polímeros de aminoácidos, os péptidos e as proteínas.[3]

Duas moléculas de aminoácidos podem ser unidas covalentemente através de uma ligação amida substituída chamada ligação peptídica, para produzir um dipeptídeo. Da mesma forma, o tripeptídeo é formado quando três aminoácidos são unidos. Quando poucos aminoácidos estão unidos desta forma, a estrutura é designada por oligopeptídeo e o polipéptido é formado quando muitos aminoácidos estão unidos.[3]

Metabolismo das proteínas: As proteínas são constituídas por um grande número de aminoácidos ligados em cadeias por ligações peptídicas que unem o grupo amino de um aminoácido ao grupo carboxilo do aminoácido seguinte.[2]

Pequenas quantidades de proteínas são absorvidas pelo TGI e alguns péptidos são também absorvidos, mas a maior parte das proteínas ingeridas são digeridas e os seus aminoácidos constituintes são absorvidos.

As proteínas do próprio corpo estão a ser continuamente hidrolisadas em aminoácidos e ressintetizadas.[2]

As interconversões entre aminoácidos e produtos do catabolismo dos glúcidos e das gorduras ao nível do pool metabólico comum e do CAC implicam a transferência, a remoção ou a formação de grupos amino.[2]

Rendimento proteico 4 kcal/grama.[12]

A necessidade diária é de 40-65 gramas.[12]

Degradação de proteínas: A conjugação das proteínas com o polipeptídeo de 74 aminoácidos ubiquitina leva-as para a degradação.[2]

A ubiquitina marca as proteínas para serem degradadas, mas também pode encaminhá-las para vários destinos dentro da célula[2]. Em alguns destes casos, a ubiquitina encontra-se no meio da proteína e não na sua extremidade.[2]

LIPÍDEOS:

Os lípidos biológicos são um grupo de compostos quimicamente diversos, cuja caraterística comum e definidora é a sua insolubilidade na água[3]. Os lípidos incluem gorduras, óleos, esteróides, ceras e compostos afins, que se relacionam mais pelas suas propriedades físicas do que pelas suas propriedades químicas[2]. Têm a propriedade comum de serem:

1. Relativamente insolúvel em água.
2. Solúvel em solventes não polares.[2]

No organismo, os ácidos gordos são decompostos em acetilCoA, que entra no CAC. A principal decomposição ocorre na mitocôndria por 0-oxidação.[2]

A oxidação dos ácidos gordos começa com a ativação do ácido gordo, uma reação que ocorre tanto no interior como no exterior da mitocôndria.[2]

O citrato, formado após a condensação de acetil CoA com oxaloacetato no CAC dentro da mitocôndria, é translocado para o compartimento extramitocondrial através do transportador de tricarboxilato.[13]

Os ácidos gordos têm primeiro de ser convertidos num intermediário ativo antes de serem catabolizados. A acil-CoA sintetase catalisa a conversão do ácido gordo em acil-CoA.[13]

A carnitina palmitoiltransferase-I na membrana mitocondrial externa converte o acilCoA de cadeia longa em acilcarnitina, que pode ter acesso à oxidação 0.[13]

O acetil-CoA formado pela ^-oxidação sofre vários destinos ,[13]

1. Oxidado a dióxido de carbono e água através de CAC
2. É o precursor da síntese do colestrol e de outros esteróides
3. Forma corpos cetónicos no fígado.[13]

O CAC é parte integrante do processo pelo qual é disponibilizada grande parte da energia livre libertada durante a oxidação dos combustíveis. Durante a oxidação do acetil-CoA, os coenzimas são reduzidos e subsequentemente reoxidados na cadeia respiratória, associada à formação de ATP.[13]

HORMONAS:

As hormonas são produtos secretórios de glândulas sem ductos libertados no espaço extracelular, absorvidos na corrente sanguínea e transportados pelo sistema circulatório para as células e órgãos-alvo.[3]

As múltiplas actividades das células, tecidos e órgãos do corpo são coordenadas pela interação de vários tipos de sistemas de comunicação[1] , incluindo, ■ Neural ■ Endócrino ■ Neuroendócrino ■ Parácrino ■ Autócrino[1]

Os múltiplos sistemas hormonais do organismo desempenham um papel fundamental na regulação de quase todas as suas funções, incluindo o metabolismo, o crescimento e o desenvolvimento e o equilíbrio eletrolítico, a reprodução e o comportamento.[1]

Estrutura química e síntese das hormonas :[1]

Três classes gerais de hormonas :[1]

1. Proteínas e polipéptidos
2. Esteróides
3. Derivados do aminoácido tirosina

As proteínas e as hormonas peptídicas são sintetizadas na extremidade rugosa do retículo endoplasmático de diferentes células endócrinas. Em seguida, são transferidas para o aparelho de Golgi para serem embaladas em vesículas secretoras. O conteúdo granular é então extrudido para o fluido intersticial ou diretamente para a corrente sanguínea por exocitose.[1]

Os esteróides são sintetizados a partir do próprio colestrol. Uma vez sintetizados, difundem-se através da membrana celular e entram no líquido intersticial e depois no sangue.[1]

Hormonas amínicas - os dois grupos de hormonas derivadas da tirosina, as hormonas da tiroide e as hormonas medulares supra-renais, são formadas pela ação de enzimas nos compartimentos citoplasmáticos das células glandulares.[1]

Mecanismo de ação das hormonas:

Receptores hormonais e sua ativação :[1]

A primeira ação das hormonas consiste em ligarem-se a receptores específicos na célula-alvo.

As localizações dos diferentes tipos de receptores hormonais são:

1. No interior ou à superfície da membrana celular
2. No citoplasma da célula
3. No núcleo da célula

Sinalização intracelular após ativação do recetor hormonal :[1]

Ocorre por,

1. Alteração da permeabilidade da membrana
2. Activam enzimas intracelulares quando se combinam com os seus receptores
3. Ativar genes através da ligação a receptores intracelulares

Mecanismos de segundo mensageiro para mediar funções hormonais intracelulares :[1]

1. Adenilil ciclase - sistema de segundo mensageiro AMPc
2. Sistema de segundo mensageiro dos fosfolípidos da membrana celular
3. Ca - Sistema de segundo mensageiro da calmodulina.

Funções das hormonas:

1. Ajuda a manter a homeostase.
2. Desempenham um papel na regulação do stress.
3. Controlo do crescimento e da maturação.

4. São essenciais para a reprodução.
5. Ajuda nas actividades metabólicas normais.
6. Algumas hormonas controlam outras hormonas ou opõem-se à ação de outras hormonas.

Hormonas segregadas por várias glândulas endócrinas :[1]

HORMONAS HIPOFISÁRIAS:

A glândula pituitária está localizada na sela túrcica, uma cavidade óssea na base do cérebro, e está ligada ao hipotálamo pelo pedúnculo pituitário.

Fisiologicamente, a glândula pituitária é divisível em duas porções distintas, ■ Hipófise anterior ou Adeno-hipófise ■ Lóbulo intermédio ou Pars intermedia ■ Hipófise posterior ou Neuro-hipófise

No meio, há uma pequena zona relativamente avascular chamada pars intermedia.

Seis hormonas peptídicas importantes e várias outras menos importantes são segregadas pela pituitária anterior e duas hormonas peptídicas importantes são segregadas pela pituitária posterior.

As hormonas segregadas pela pituitária anterior são:

- Hormona de crescimento
- Adrenocorticotropina (corticotropina)
- Hormona estimulante da tiroide
- Prolactina
- Hormona folículo-estimulante
- Hormona lutinizante

As hormonas segregadas pelo lobo intermédio são[14] : Hormona estimulante dos melanócitos

As hormonas da pituitária posterior são:

- Hormona antidiurética (Vasopressina)
- Oxitocina

Funções de várias hormonas :

Hormona estimulante da tiroide[76] : Medeia a ativação da tiroide que resulta da exposição prolongada ao frio e parece também estar envolvida na adaptação da tiroide dos recém-nascidos ao ambiente extrauterino relativamente frio.

Hormona do crescimento[1] : A hormona do crescimento faz com que o fígado forme várias pequenas proteínas chamadas somatomedinas que, por sua vez, têm o potente efeito de aumentar todos os aspectos do crescimento ósseo.

Adrenocorticotropina: Controla a secreção de cortisol e aumenta a produção de androgénios supra-renais.

Prolactina: Promove o desenvolvimento da glândula mamária e a produção de leite.

Hormona folículo-estimulante[1] : Aumenta um folículo ovariano em maturação até ao ponto de rutura.

Hormona lutinizante[1] : A FSH e a LH em conjunto levam ao aparecimento de ciclos sexuais mensais normais que começam entre os 11 e os 15 anos de idade.

Hormona antidiurética[1] : A permeabilidade dos ductos colectores e dos túbulos à água aumenta muito e permite que a maior parte da água seja reabsorvida à medida que o fluido tubular passa por estes ductos, conservando assim a água no corpo e produzindo urina concentrada.

Oxitocina[1] : Ajuda a extrair o leite das glândulas mamárias para os mamilos durante a sucção e, eventualmente, ajuda no parto do bebé no final da gestação.

HORMONAS DA TIRÓIDE:

É uma das maiores glândulas endócrinas. Glândula tiroide, situada imediatamente abaixo da laringe, de cada lado e anteriormente à traqueia.

São segregadas duas hormonas importantes:

- Tiroxina (T4)

Triiodotiroxina (T)$_3$

A glândula tiroide também segrega calcitonina, uma hormona importante para o metabolismo do cálcio.

A secreção da tiroide é controlada principalmente pela hormona estimulante da tiroide segregada pela hipófise anterior.

As hormonas da tiroide desempenham um papel essencial na diferenciação, crescimento, maturação, equilíbrio hídrico e eletrolítico, armazenamento de proteínas, metabolismo dos hidratos de carbono e dos lípidos e outras funções fisiológicas.[15]

HORMONAS ADRENOCORTICAIS:

Duas glândulas supra-renais presentes nos pólos superiores dos dois rins. Cada glândula é composta por duas partes distintas, ■ Medula suprarrenal, segrega Epinefrina e Nor epinefrina ■ Córtex suprarrenal, segrega Corticosteróides

As duas principais hormonas adrenocorticais são o mineralocorticóide e o glucocorticoide. Além disso, as hormonas supra-renais são segregadas em pequenas quantidades.

Epinefrina e norepinefrina[1] : Têm os mesmos efeitos que os causados pela estimulação simpática direta.

A norepinefrina provoca a constrição dos vasos sanguíneos, o aumento da atividade do coração, a inibição dos movimentos do trato gastrointestinal e a dilatação das pupilas.

A epinefrina provoca efeitos semelhantes, exceto no que diz respeito à epinefrina, que provoca um maior efeito na estimulação cardíaca e uma fraca constrição dos vasos sanguíneos nos músculos.

PÂNCREAS:

As hormonas segregadas pelo pâncreas são,

- Insulina
- Glucagon

Insulina[1] : Um dos efeitos mais importantes é o de fazer com que a maior parte da glicose absorvida após uma refeição seja armazenada quase imediatamente no fígado sob a forma de glicogénio. Favorece a síntese e o armazenamento de proteínas e de gorduras.

Glucagon[1] : Provoca a glicogenólise e o aumento da gluconeogénese no fígado.

Outras hormonas segregadas são,

- Amilina
- Somatostatina
- Polipéptido pancreático

GLÂNDULAS PARATIRÓIDES:

As paratiróides estão localizadas imediatamente atrás da glândula tiroide, uma em cada um dos pólos superior e inferior da tiroide.

Normalmente, estão presentes quatro glândulas.

As hormonas segregadas são,

- Paratormona
- Calcitonina
- As hormonas paratiroides são necessárias para o metabolismo do cálcio.

HORMONAS OVÁRICAS:

As hormonas segregadas são:

- Estrogénios
- Progestinas

HORMONAS TESTICULARES:

São segregadas várias hormonas masculinas,

- Androgénios
- Testosterona
- Dihidrotestosterona
- Androstenediona.

VITAMINAS DEFINIÇÃO:

As vitaminas são "factores alimentares acessórios", de natureza orgânica, que devem ser fornecidos do exterior para manter a saúde, o crescimento e o estado de bem-estar de uma pessoa.[16]

Uma vitamina é definida como um composto orgânico que é necessário na dieta em pequenas quantidades para a manutenção da integridade metabólica normal.[13] As vitaminas estão divididas em duas classes :[16]

1. Vitaminas lipossolúveis - A, D, E, K.
2. Vitaminas hidrossolúveis - B e C

Do ponto de vista dietético, as vitaminas podem ser divididas em vitaminas "principais" e "secundárias". A carência de qualquer uma das chamadas vitaminas principais, que incluem as vitaminas A, D e C e 3-4 membros do complexo vitamínico B, conduz a uma doença de deficiência reconhecível.[17]

As vitaminas lipossolúveis são compostos apolares hidrofóbicos que só podem ser absorvidos eficazmente quando existe uma absorção normal de gorduras[4]. São transportadas no sangue, como qualquer outro lípido apolar, em lipoproteínas ou ligadas a proteínas de ligação específicas.[13]

As vitaminas hidrossolúveis funcionam como co-factores enzimáticos.[13]

Nas suas principais acções conhecidas, as vitaminas hidrossolúveis participam como cofactores de enzimas específicas, enquanto pelo menos duas vitaminas lipossolúveis se comportam mais como hormonas e interagem com receptores intracelulares específicos nos seus tecidos-alvo.[18]

Para qualquer nutriente, em particular os minerais e as vitaminas, existe uma gama de consumos entre o que é claramente inadequado, conduzindo a uma doença clínica de carência, e o que é de tal forma superior à capacidade metabólica do organismo que pode haver sinais de toxicidade.[13] Entre os dois extremos encontra-se um nível de ingestão adequado para uma saúde normal e para a manutenção da integridade metabólica.[13]

OLIGOELEMENTOS:

Os oligoelementos são importantes, uma vez que:

1. Actuam como co-receptores em reacções de oxidação-redução enzimática
2. Manter a configuração específica das proteínas
3. São incorporados na estrutura das hormonas
4. Desempenham um papel estrutural e catalítico na expressão genética e na regulação transcricional dos genes.[19]

Embora o carbono, o hidrogénio, o oxigénio e o azoto representem, em conjunto, 96% do peso corporal, estão presentes pelo menos 24 outros elementos e, uma vez que o cálcio e o fósforo representam cerca de 2,5%, os restantes devem estar presentes em quantidades muito pequenas.[17]

A maioria das proteínas contém enxofre, algumas contêm fósforo, outras ferro e uma, a trioglobulina, contém iodo.[17]

Outros elementos, nomeadamente Na^+ , K^+ , Cl^- , e P^{+3} , desempenham um papel essencial na manutenção do equilíbrio osmótico e ácido/base e muitos iões são componentes de sistemas enzimáticos.[17]

Dos 26 elementos conhecidos ou reivindicados como essenciais, 11 são considerados elementos principais, nomeadamente: C, H, O, N, S, P, Ca, K, Na, Mg, Cl.[17]

Dois outros, nomeadamente o ferro e o zinco, estão presentes em quantidades pequenas mas apreciáveis.[17]

Os restantes 13 elementos encontram-se apenas em oligoelementos e alguns deles não foram demonstrados de forma conclusiva como sendo essenciais. Estes 13 elementos são: I, Cu, Mn, Co, Mb, Se, Cr, Ni, Sn, Si, Vd, As, e F.[17]

Os minerais estão constantemente a perder-se do corpo, principalmente na urina, e devem ser continuamente substituídos.[17]

As quantidades aproximadas dos 7 principais minerais que são necessários diariamente para manter o corpo humano adulto em equilíbrio são:

Na - 6g

K - 4g

Ca - 0,6g

Mg - 0,35g

Cl -9g

P - 0,8g

S-1g

O ferro desempenha uma vasta gama de funções biológicas, muitas das quais estão ligadas a reacções de oxidação e a processos através dos quais a energia é conservada no organismo.[17]

O zinco é um componente de mais de 120 enzimas e é indispensável para o crescimento e diferenciação celulares normais.[17]

CLASSIFICAÇÃO DAS DOENÇAS METABÓLICAS: [20]

Perturbações do metabolismo dos hidratos de carbono:

- Doenças de armazenamento do glicogénio
- Galactosemia
- Intolerância hereditária à frutose

Acidemias lácticas primárias e outras perturbações do metabolismo energético

Perturbações do metabolismo dos aminoácidos:

Perturbações do ciclo da ureia

Fenilcetonúria e hiperfenilalaninemias

Fenilcetonúria clássica

Hiperfenilalaninemia persistente

Hiperfenilalaninemia transitória Deficiência de dihidropteridina redutase

Defeitos na biossíntese da biopterina Tirosinemia do recém-nascido Fenilcetonúria materna

Tirosinemia hereditária

Doença de urina do xarope de ácer (cetoacidúria de cadeia ramificada)

Homocistinúria

Hiperglicinemia não cetótica

Acidemias orgânicas:

- Hiperglicinemias cetóticas (acedemia propiónica e metilmalónica)
- Acedemia isovalérica
- Deficiência combinada de carboxilase
- Acedemia glutárica tipo I

Perturbações da oxidação dos ácidos gordos & Carnitina:

- Deficiência de acil co A desidrogenase de cadeia longa e média
- Acedemia glutárica tipo II
- Carnitina

Perturbações do metabolismo das purinas:

- Síndrome de Lesch-Nyhan

Doenças lisossómicas

Doenças do peroxissoma

Síndromes de glicopoteína deficientes em hidratos de carbono:

Síndrome de Smith- Lemliz- Opitz

De acordo com Crispian Scully e Roderick A Cawson,21

ERROS INATOS DO METABOLISMO

Proteínas defeituosas e doenças:

- Proteínas transportadoras de oxigénio
- Anemia falciforme e beta-talassemias
- Talassemias alfa
- Doenças associadas às proteínas do tecido conjuntivo
- Defeitos dos factores de coagulação

Defeitos no metabolismo dos hidratos de carbono:

- Doenças de armazenamento do glicogénio

- Perturbações da frutose, galactose e glicerol

Defeitos no metabolismo do colesterol e das lipoproteínas:

- Hiperlipoproteinemia
- Hipolipoproteinemia

Doenças dos mucopolissacáridos e dos glicolípidos:

- Mucopolissacaridoses
- Esfingolipidoses
- Oligossacaridoses
- Mucolipidoses

Defeitos no metabolismo dos aminoácidos e dos ácidos orgânicos:

- Aminoácidos específicos
- Defeitos do ciclo da ureia
- Defeitos no transporte de aminoácidos

Porfírias e bilirrubinemias:

- Porfíria
- Perturbações do metabolismo da bilirrubina

Erros no metabolismo dos ácidos gordos:

- Perturbações da oxidação beta
- Perturbações do transporte mediado pela carnitina e da captação de carnitina

Defeitos no metabolismo dos nucleótidos:

- Defeitos no metabolismo dos nucleótidos de purina
- Síndrome de Lesch - Nyhan
- Doença de imunodeficiência combinada grave (SCID) devido a
- Deficiência de adenosina desaminase (ADA)
- Gota
- Litíase renal devida à adenina fosforibosiltransferase (APRT)
- Deficiência
- Xantinúria devida a deficiência de xantina oxidase

- Defeitos no metabolismo dos nucleótidos da pirimidina
- Acidúria orótica de tipo I
- Acidúria orótica de tipo II
- Deficiência de ornitina transcarbamilase

Perturbações do metabolismo e do transporte de minerais:

- Perturbações do metabolismo do cobre (doença de Wilson)
- Hemocromatose

Perturbações dos peroxissomas:

- Perturbações da biogénese dos peroxissomas
- Adrenoleucodistrofias

Doenças associadas à reparação defeituosa do ADN:

- Ataxia telangiectasia
- Síndrome de Bloom
- Síndrome de Cockayne
- Anemia de Fanconi
- Xeroderma pigmentoso

Perturbações do metabolismo dos hidratos de carbono:

- Síndrome de Hurler

Perturbações do metabolismo lipídico:

- Histiocitose X
- Reticuloendoteliose lipídica
- Doença de Gaucher
- Niemann - Doença de Pick

Perturbações do metabolismo hormonal:

- Hipopituitarismo
- Diabetes
- Hiperpituitarismo
- Hipotiroidismo
- Hipertiroidismo

- Hiperparatiroidismo
- Hipoparatiroidismo

- Insuficiência cortical suprarrenal aguda
- Insuficiência cortical suprarrenal crónica (doença de Addison)
- Progeria

De acordo com M A Cleary, D E A Francis e N M Kilpatrick[22] ,

CLASSIFICAÇÃO DOS PRINCIPAIS GRUPOS DE ERROS INATOS DO METABOLISMO:

AMINOÁCIDO:

Fenilalanina: Fenilcetonúria

Tirosina: Tirosinemia

Metionina / Homocisteína: Homocisteinúria

Valina, isoleucina, leucina: Doença de urina do xarope de ácer

Leucina, isoleucina, treonina (colesterol): Acidúria propiónica Acidúria metilmalónica

Ciclo da ureia: Citrulinemia, acidúria arginosuccínica, deficiência de OTC

CARBOIDRATO:

Galactose: Galactosemia

Frutose: Intolerância hereditária à frutose

Glicogénio: Doenças de armazenamento do glicogénio dos tipos I, III, VI e IX

GORDURA:

Oxidação de ácidos gordos: Deficiência de Acil Co A desidrogenase de cadeia média

Deficiência de Acil Co A desidrogenase de cadeia longa Deficiência de Acil Co A desidrogenase de cadeia curta

PERTURBAÇÕES DO METABOLISMO HORMONAL:

ACROMEGALIA:

A acromegalia, síndroma de excesso de GH no adulto e gigantismo, a sua contraparte que começa na infância[23] , foi descrita por Pierre Marie em 1886. [23]

A acromegalia resulta normalmente de um adenoma eosinofílico benigno da hipófise que segrega quantidades excessivas de somatotrofina ou de hormona do crescimento. No adulto, resulta no aumento do osso e da cartilagem do crânio, das mãos e dos pés, uma vez que as epífises dos ossos longos já se fecharam. Nas crianças, provoca um crescimento ósseo linear.[24]

CARACTERÍSTICAS CLÍNICAS:

Na acromegalia, a hormona do crescimento provoca um aumento dos mucopolissacáridos e do colagénio na pele, o que resulta na retenção de água e num aspeto espesso e pastoso da pele, que é mais visível no rosto e nas extremidades distais.[24]

A pele torna-se tão espessa no couro cabeludo que surgem sulcos e cristas, produzindo a cutis vertices gyrata. A pele torna-se áspera e coriácea, com transpiração e oleosidade excessivas. Os pêlos do corpo são grosseiros e em maior quantidade. A hiperpigmentação da pele desenvolve-se, provavelmente como resultado da secreção de MSH.[24]

Os traços faciais aumentam e acentuam-se, criando o rosto caraterístico de bossas frontais hipertróficas e cristas supra-orbitais, pálpebras edematosas, nariz exuberante e alongado, prognatismo e dentes muito espaçados, lábio inferior saliente e orelhas aumentadas.[24]

MANIFESTAÇÕES ORAIS:

Mucosa oral espessada e macroglossia[25, 26, 27] A língua apresenta frequentemente um tremor fino e pode haver alguma perda de mobilidade devido à inflamação e subsequente fibrose.[28] A língua é frequentemente hipertrófica em todas as dimensões[26] , está descrita uma língua fissurada.[24]

A língua de dois doentes com macroglossia foi examinada na autópsia. Um dos doentes sofria de acromegalia e o outro de hipotiroidismo. A histopatologia mostrou um aumento das fibras musculares, especialmente anteriormente na acromegalia e no hipotiroidismo, espessamento do epitélio e aumento do tecido conjuntivo subepitelial e intersticial.[29] **Ajaj W, Goyen M, Herrmann B, Massing S, Goehde S, Lauenstein T, Ruehm S G (2005)[30]** : O seu estudo avaliou as imagens True FISP bidimensionais (2D) para quantificar o volume da língua e as imagens True FISP em tempo real para avaliar a mastigação e a deglutição em voluntários saudáveis e pacientes com acromegalia. Dez pacientes com acromegalia foram examinados duas vezes com o mesmo protocolo de ressonância magnética: uma vez antes da terapia e uma segunda vez 6 meses após a terapia. Antes da terapia, os voluntários saudáveis tinham um volume médio de língua de 140 ml para os homens e 90 ml para as mulheres, e os doentes com acromegalia tinham um volume médio de língua de 180 ml para os homens e 145 ml para as mulheres. Contudo, 6 meses após a terapêutica, o volume médio da língua dos doentes com acromegalia diminuiu para 154 ml nos homens e para 125 ml nas mulheres. Os doentes com acromegalia tinham volumes de língua maiores do que os voluntários saudáveis. Além disso, as imagens TrueFISP podem ser utilizadas para monitorizar abordagens terapêuticas em doentes com acromegalia.

GIGANTISMO:

Os gigantes da pituitária podem atingir uma altura de 8 pés e pesar mais de 300 libras.

As radiografias revelam aumento dos seios nasais acessórios, prognatismo, espessamento da mesa interna do crânio, osteoporose da coluna vertebral e tufos nas falanges terminais.[24]

O Professor Wiedemann descreveu as caraterísticas clínicas do síndroma EMG e chamou a atenção para os episódios de hipoglicemia que ocorrem no recém-nascido e que podem persistir na infância posterior. [31]

CARACTERÍSTICAS CLÍNICAS:

A síndrome de exomphalos- macroglossia- gigantismo é constituída por crianças que apresentam exompalos, macroglossia com caraterísticas adicionais de peso elevado à nascença, atraso de crescimento precoce, hidrâmnios e outras complicações da gravidez, nevus flammeus, fossas auriculares, defeitos diafragmáticos e intestinais, microcefalia variável, visceromegalia, hiperplasia renal, citomegalia do córtex suprarrenal, alterações ósseas, anomalias genitais e função anormal da insulina.[32]

Behmel A, Plochl E, Rosenkranz W (1988)[33] : Relato de uma nova síndrome recessiva ligada ao X em 2 famílias não relacionadas, que consiste num excesso de crescimento pré e pós-natal, fenótipo facial típico que permite o diagnóstico à nascença e desenvolvimento físico e intelectual normalmente normal. As anomalias menores observadas à nascença incluem uma face "grosseira" com ponte nasal larga, nariz curto com ponta nasal virada para cima, boca aberta, lábios grossos, depressão na linha média do lábio inferior, língua aumentada, palato muito arqueado, maxilar e mandíbula grandes e pescoço curto e largo. A voz rouca e os indivíduos afectados tinham um corpo rechonchudo e atarracado com pectus excavatum, escoliose torácica, hepatoesplenomegalia, hérnias umbilicais e/ou inguinais, mãos e pés curtos e largos e, em alguns casos, covinhas pré-auriculares, orelhas anormais, hexadactilia pós-axial, unhas dos dedos indicadores hipoplásicas e dermatoglifia anormal. Durante a infância, as principais manifestações foram o crescimento excessivo (superior ao percentil 97), aparência facial marcante, hipodontia e/ou mau posicionamento dos dentes, genu valga, músculos hipoplásicos da barriga da perna e falta de jeito. Os doentes adolescentes e adultos têm um "gigantismo" bem proporcionado de constituição atlética (192-210 cm), rosto grande e "grosseiro" e uma voz profunda. O desenvolvimento intelectual e motor geral é normal ou ligeiramente atrasado.

Tsuchiya K, Takahata O, Sengoku K, Hamada I, Suzuki A, Iwasaki H (2001)[34] : Relatámos o tratamento anestésico de um rapaz de 4 anos com síndrome de Simpson-Golabi-Behmel. A síndrome de displasia-gigantismo ligada ao X é uma síndrome genética congénita rara com expressão muito variável, caracterizada por crescimento excessivo pré e pós-natal com anomalias viscerais e esqueléticas. Os indivíduos do sexo masculino afectados têm uma aparência facial distinta com uma ponte nasal larga, narinas antevertidas, boca aberta, língua aumentada e maxilar e mandíbula grandes e salientes. Embora se tenha especulado no pré-operatório que o controlo das vias aéreas seria complicado devido à macroglossia, não houve dificuldade na intubação endotraqueal no presente doente. Os preparativos para o manejo difícil das vias aéreas devem ser feitos pelo anestesiologista antes da indução da anestesia.

DOENÇA ADRENAL:

Doença de Addison / insuficiência suprarrenal / hipoadrenocorticismo primário:

A doença de Addison deve-se a uma insuficiência das hormonas supra-renais.[24]

É o resultado da falta de função do córtex suprarrenal, normalmente resultante de uma doença autoimune. Em consequência desta destruição, o mecanismo de retroalimentação entre as supra-renais e a pituitária é perturbado, dando origem a uma série de alterações endócrinas de grande amplitude.[35]

A deficiência de produção de glucocorticóides pelas glândulas supra-renais ocorre principalmente quando as supra-renais são destruídas por remoção cirúrgica, infecções, neoplasias malignas ou doenças auto-imunes.[24] A insuficiência suprarrenal secundária ocorre quando a corticotropina hipofisária ou a ACTH são insuficientemente segregadas.[24]

CARACTERÍSTICAS CLÍNICAS:

Incluir hipotensão e hipoglicemia. A crise addisoniana (crise adrenal aguda) caracteriza-se por colapso, bradicardia, hipotensão, fraqueza profunda, hipoglicemia, vómitos e desidratação.[21]

Uma das manifestações cutâneas da doença de Addison é o aparecimento gradual de hiperpigmentação difusa, que varia do castanho ao preto e é mais pronunciada nas áreas expostas do corpo.[24] Também se encontra na língua, gengivas, mucosa bucal, aréolas, genitais e áreas de fricção como joelhos, cotovelos, nós dos dedos e linha do cinto. As cicatrizes, os nevos pigmentados e o cabelo são mais escuros.[24]

MANIFESTAÇÕES ORAIS:

A pigmentação oral desenvolve-se em manchas, em vez de difusamente, e pode ser castanha clara a escura, azul ou preta. Normalmente observa-se na mucosa bucal bilateralmente e eventualmente envolve todo o revestimento da mucosa, incluindo a gengiva.[24]

A hiperpigmentação difusa é induzida por uma secreção aumentada de 0 - MSH da pituitária, que ocorre porque o cortisol suprarrenal não está presente para funcionar no sistema de retroalimentação do controlo hipotálamo-hipófise-adrenal.[24]

As caraterísticas orais da MEN 2 são os neurofibromas da mucosa, particularmente ao longo dos bordos laterais da língua.[26]

HIPERPLASIA ADRENOCORTICAL / SÍNDROME DE CUSHINGS :

Síndrome de Cushings que resulta da secreção inadequada de ACTH por um microadenoma da hipófise, causando hiperplasia suprarrenal bilateral.[24]

CARACTERÍSTICAS CLÍNICAS:

Inclui obesidade central caraterística[21] , fácies em "lua", com telangiectasia nas bochechas e, frequentemente, um rubor pletórico e escurecido. Os pêlos do rosto estão aumentados, com rarefação do couro cabeludo, mais visível nas mulheres, bem como hipertricose do corpo e das extremidades. Os depósitos excessivos de gordura nas clavículas e na parte de trás do pescoço resultam na caraterística "corcunda de búfalo".[24]

Podem ocorrer lesões acneiformes da face, constituídas por pápulas e pústulas perifoliculares, "acne esteroide".[24]

A acantose nigricans pode desenvolver-se nas áreas intertriginosas do pescoço, axilas e virilhas.[24]

Com a perda de colagénio dérmico e elastina, a pele torna-se seca, fina e frágil e os vasos sanguíneos aparecem mais proeminentes, produzindo cutis marmorata (manchas de mármore na pele), especialmente nas extremidades inferiores.[24]

A fragilidade vascular aumenta e a púrpura e as equimoses ocorrem por pequenos traumatismos nas extremidades e noutras áreas do corpo. Aparecem estrias largas, púrpuras e atróficas no tronco e nas extremidades.[24]

Obesidade com rosto redondo, tez vermelha (pletora), hipertensão com diabetes.[24]

MANIFESTAÇÕES ORAIS:

A acantose nigricans ocorre intra-oralmente em metade dos casos e geralmente ocorre nos lábios e na língua como placas verrucosas. A língua pode ser hipertrófica com papilas alongadas e assemelhar-se a uma língua fissurada.

Foram registadas outras lesões da mucosa no palato e na mucosa bucal. Por vezes, observa-se edema e até mucosa verrucosa e papilomatosa hipertrófica e inflamada. A mucosa bucal, em particular, pode apresentar uma irregularidade verrucosa aveludada e difusa.[24]

Catalanotto FA, Henkin RI (1977)[36] : Foram estudados os limiares de deteção de toque ligeiro e de discriminação de dois pontos na mão e na boca, bem como a capacidade de estereognosia oral e manual em pacientes com síndrome de Cushing não tratada e em voluntários normais. Os resultados indicaram que os doentes com síndrome de Cushing apresentavam uma diminuição da discriminação de dois pontos na língua e no palato e uma diminuição da estereognosia oral

DIABETES MELLITUS:

A diabetes é uma doença perniciosa.[37]

CARACTERÍSTICAS CLÍNICAS:

Incluir, fadiga, fraqueza, letargia, anorexia, náuseas, vómitos, diarreia, perda de peso, hipotensão postural.

MANIFESTAÇÕES ORAIS:

É amplamente aceite que a neuropatia diabética e os distúrbios da microcirculação conduzem a alterações na cavidade oral.[38] Os doentes com diabetes não diagnosticada ou tratada de forma inadequada podem ter uma estomatite generalizada e, em parte, uma língua dorida. Isto deve-se provavelmente, pelo menos em parte, à desidratação e, em parte, a uma infeção por cândida.[35]

A possibilidade de diabetes latente deve ser considerada, entre outras, no doente com glossite inespecífica ou candidíase.[35]

Uma língua dorida resultante da diabetes pode ocorrer no início do processo da doença, antes de serem eliminadas quantidades substanciais de glucose na urina.[35]

Doença periodontal ligeiramente mais grave do que nos controlos.[21]

Xerostomia[38] leva à alteração da composição salivar e conduz a mucosite, ulceração e descamação, bem como a infecções virais, bacterianas ou fúngicas oportunistas e a uma língua inflamada e despapilada[37] , perda de sensibilidade,[38] alterações na perceção do gosto,[37, 38] dormência,[38] alterações nas papilas filiformes[21] , sialose.[39]

A candidíasc oral é uma infcção fúngica oportunista comummente associada à hiperglicemia e é uma complicação frequente da diabetes. As lesões orais associadas à infeção por cândida incluem glossite romboide mediana, glossite atrófica.[37]

Guggenheimer mostrou que mais indivíduos com diabetes mellitus tipo 1 apresentavam manifestações clínicas de candidíase, incluindo glossite romboide mediana.[29]

Os diabéticos com MRG tinham uma duração mais longa de DM T1, bem como complicações microvasculares.[37]

As lesões orais não associadas a cândida incluem glossite migratória benigna, língua fissurada.

Os diabéticos apresentam uma maior frequência de líquen plano oral na língua, particularmente lesões atrófico-erosivas.[40]

Ardor ou disestesia oral: os doentes com diabetes podem ter uma sensação de ardor contínua, normalmente envolvendo a ponta e o dorso da língua ou o palato.[37]

A queimadura na ausência de alterações físicas ou bioquímicas pode representar uma neuropatia sensorial oral relacionada com a diabetes.[37]

Foi relatado que a língua fissurada está frequentemente associada à diabetes mellitus (Albrecht et al, 1996).[41]

Inicialmente, o desenvolvimento dentário parece ser acelerado, mas após os 10 anos de idade é retardado.[21]

Inchaço das glândulas salivares (sialose) devido a neuropatia autonómica.[21]

A diabetes mellitus grave com cetoacidose predispõe à mucormicose com origem nos seios paranasais e no nariz.[21]

A parestesia lingual e labial temporária pode seguir-se à remoção do terceiro molar inferior.[21]

Os doentes tratados com insulina têm a parestesia como um sinal comum e importante de hipoglicemia iminente.[21]

Sugere-se que a tríade de atraso de crescimento intrauterino, macroglossia e diabetes mellitus neonatal transitória constitui uma entidade clínica distinta.[42]

David Schiff, Elcanor Colle, David Wells, Leostern (1973)[43] : O doente J B era o primeiro filho do sexo masculino de uma mãe solteira de 19 anos, nascido às 38 semanas de gestação. Não havia antecedentes familiares de diabetes. Ao nascer, o bebé era cianótico e hipoactivo e tinha uma língua grande e um abdómen protuberante. A glicemia era de 16 mg em percentagem e a análise de urina era normal. Pouco depois da admissão, o bebé teve uma convulsão tónica generalizada, que respondeu à administração de glicose i.v..

DIABETES INSIPIDUS :[21]

Doença rara causada pela falta de secreção de ADH devido a traumatismos cranianos, tumor, doença vascular no hipotálamo/hipófise ou pode ser idiopática.

CARACTERÍSTICAS CLÍNICAS:

Incluem um volume excessivo de urina diluída, sede persistente e consumo de álcool. A diabetes craniana I pode também causar pressão no quiasma ótico, provocando defeitos nos nervos visuais ou cranianos ou um aumento da pressão intracraniana e dores de cabeça.

MANIFESTAÇÕES ORAIS:

Manifesta-se por secura da boca.

HIPERTIROIDISMO:

Esta doença é caracterizada por quantidades excessivas de hormonas da tiroide, T3, T4 ou por níveis aumentados de TSH e hipermetabolismo associado.[25]

CARACTERÍSTICAS CLÍNICAS:

Incluem anorexia, vómitos, diarreia, perda de peso, ansiedade, tremores, sudação, intolerância ao calor, distúrbios cardíacos, particularmente em doentes mais velhos e incluem taquicardia, disritmias (especialmente fibrilhação auricular) ou insuficiência cardíaca, exoftalmia, atraso e retração das pálpebras.[21]

A paralisia periódica tirotóxica compreende ataques de fraqueza ligeira a grave, durante os quais os níveis séricos de potássio são geralmente baixos. A miastenia gravis pode ocasionalmente estar associada.[21]

MANIFESTAÇÕES ORAIS:

Ocasionalmente, os doentes podem queixar-se de ardor na língua, bem como de outros sintomas inespecíficos.[25]

W J Cunliffe, P. Hudgson, JJ. Fulthorpe, MM Black, IDA Johnston, Sam Shuster (1970)[44] : É descrita uma rapariga de 19 anos com uma história de 18 meses de acne vulgar. Há muitos anos que tinha consciência do seu físico invulgar, de "caroços" na língua, de uma ligeira fraqueza muscular e de borborigmos excessivos associados à passagem de até 3 movimentos normais por dia. Tinha sardas, mas desde há 18 meses que notava um tipo diferente de pigmentação à volta da boca e nas mãos e pés, que se agravava com a luz solar. O quadro clínico apresentava caraterísticas de síndroma de Marfan. Na língua, eram visíveis vários tumores carnudos, parcialmente pedunculados, com 2-8 mm de diâmetro. A doente apresentava um bócio firme e nodular. O quadro histológico era o de um neuroma.

HIPOTIROIDISMO:

O hipotiroidismo pode ser primário (devido a uma doença da tiroide) ou secundário (devido a uma disfunção hipotalâmica ou hipofisária).[21]

O hipotiroidismo pode dever-se à remoção cirúrgica do tecido da tiroide, à destruição por irradiação do pescoço ou da glândula tiroide, a uma doença autoimune (tioidite de Hashimoto) ou a medicamentos como o carbimazol e o lítio.[21]

CARACTERÍSTICAS CLÍNICAS:

Incluem aumento de peso, lassidão, pele seca, mixedema, perda de cabelo, insuficiência cardíaca ou doença cardíaca isquémica, bradicardia, anemia, alterações neurológicas ou psiquiátricas, hipotonia, sinais cerebelares de ataxia, tremor e dismetria, polineuropatia, défices dos nervos cranianos, neuropatia de aprisionamento (síndrome do túnel cárpico), fraqueza miopática, demência, apatia, embotamento mental, irritabilidade, sonolência, rouquidão da voz, hipotermia e pode complicar-se com coma.[21]

MANIFESTAÇÕES ORAIS:

A língua está aumentada e pode sobressair da boca, causando dificuldades na alimentação correta[28]. A apneia do sono é mais comum, especialmente quando o mixedema está presente devido à hipertrofia da língua e dos tecidos da faringe. A síndroma de Sjogren pode estar associada.[21] O hipotiroidismo pode ser responsável por uma influência negativa no paladar e consequente aumento da sensação sensorial trigeminal.[45]

A tiroide lingual é uma anomalia de desenvolvimento causada por uma falha na migração da glândula tiroide para a sua posição normal no pescoço. Esta anomalia manifesta-se na infância.

HIPOTIROIDISMO CONGÉNITO:

(Cretinismo)

MANIFESTAÇÕES ORAIS:

Provoca macroglossia, levando frequentemente a uma baba acentuada.[24]

Hipotiroidismo: ou síndrome de Beckwith-Weidmann é caracterizado por macroglossia intra-oral.[25]

Síndrome de Debre-Semelaigne - Os doentes têm mixedema congénito e pseudo-hipertrofia dos músculos.[24]

A tiroide lingual, uma anomalia do desenvolvimento, apresenta-se normalmente como uma massa ou inchaço na base da língua. Encontra-se geralmente na linha média, na proximidade do forame cecum.[28]

O carcinoma medular da tiroide pode ter uma associação humoral e clínica única. Podem ser segregados vários agentes humorais, incluindo a 5-hidroxitriptamina, a corticotropina e as prostaglandinas.[35]

HIPERPARATIROIDISMO PRIMÁRIO :[14]

CARACTERÍSTICAS CLÍNICAS:

Incluem sede, náuseas, vómitos, obstipação, perda de peso, anemia e úlcera péptica, bem como hipertensão.

Em caso de hipercalcemia grave, pode ocorrer depressão e psicose.

A dor óssea é o principal sintoma e ocorre principalmente nas vértebras, tíbias e articulações. A doença de longa duração pode produzir cifose e múltiplas pequenas fracturas vertebrais que resultam em perda de altura.

Alterações subtis no padrão do osso trabecular que se assemelham à osteoporose relacionada com a idade.

A poliúria, a polidipsia, os cálculos renais e a insuficiência renal ocorrem na doença de longa duração.

MANIFESTAÇÕES ORAIS:

A radiolucência (tumor castanho) desenvolve-se nos ossos, normalmente nos maxilares, ou pode resultar numa desmineralização difusa, por vezes denominada Osteíte fibrosa cística.[14] Ocasionalmente, ocorre mobilidade dentária.[14]

Turken SA, Cafferty M, Silverberg SJ, De La Cruz L (1989)[46] : Quarenta e dois pacientes foram estudados para testar a existência de anomalias neuromusculares em pacientes com hiperparatiroidismo primário. Nenhum paciente apresentou achados neuromusculares típicos, mas parestesia e cãibras musculares foram relatadas por 22 pacientes. O estudo concluiu que a síndrome neuromuscular clássica do hiperparatiroidismo primário é raramente observada no grupo de doentes com hiperparatiroidismo primário típico dos dias de hoje.

HIPERPARATIROIDISMO SECUNDÁRIO:

Tumor de Brown e osteíte fibrosa cística, que é designada por osteodistrofia renal e referida na literatura mais antiga como doença óssea de von Reckling hausen.

Mallette LE, Patten BM, Engel WK (1975)[47] : Estudado em 6 pacientes para avaliar a função neuromuscular com hiperparatiroidismo secundário. A maior parte deles apresentava movimentos finos involuntários da língua, diminuição da sensação de vibração. Todos os doentes apresentavam evidência de doença muscular neuropática, quer por eletromiografia, quer histologicamente, ou ambas.

HIPOPARATIROIDISMO:

O cálcio plasmático baixo leva a irritabilidade muscular e tetania e é uma caraterística clássica resultante com espasmos faciais (sinal de Chvosteks), espasmos carpopedais (sinal de Trousseau), dormência e formigueiro dos braços e pernas, estridor laríngeo.[21]

HIPOPARATIROIDISMO IDIOPÁTICO (CONGÉNITO):

Pode estar associada a outros defeitos endócrinos, especialmente hipoadrenocorticismo, cataratas, calcificação dos gânglios basais e, por vezes, candidíase mucocutânea caraterística.[21]

CARACTERÍSTICAS ORAIS:

Incluem hipoplasia do esmalte, raízes encurtadas com formação de osteodentina, atraso na erupção, defeitos nos dentes e, por vezes, candidíase mucocutânea crónica.[21]

PSEUDO-HIPOPARATIROIDISMO:

As caraterísticas clínicas são semelhantes às do hipoparatiroidismo idiopático, mas há baixa estatura e dedos das mãos e dos pés pequenos, com tendência para desenvolver cataratas e sem defeitos dentários.[21]

A aparência semelhante em doentes com bioquímica normal é denominada pseudo - pseudo-hipoparatiroidismo.[21]

HIPERPITUITARISMO:

Observa-se um aumento difuso da língua.[24, 48]

HIPOPITUITARISMO:

O hipopituitarismo resultante de um adenoma da hipófise tende a ocorrer numa perda sequencial de LH, hormona do crescimento, hormona estimulante da tiroide e, por último, ACTH e FSH.[48]

As caraterísticas clínicas incluem infertilidade, oligo/amenorreia, diminuição da libido e disfunção erétil. Pode haver redução do volume muscular, diminuição do pelo corporal, aumento da adiposidade central, testículos pequenos e moles.[48]

A aparência facial é quase patognomónica, pele lisa com rugas finas, exagerada pela perda de pêlos faciais.[48]

A palidez pode acompanhar a deficiência de ACTH.[48]

As crianças apresentam um atraso na puberdade ou um défice de crescimento. A deficiência de LH com preservação da GH resulta num atraso na fusão das epífises dos ossos longos.[48]

PERTURBAÇÕES NO METABOLISMO DOS HIDRATOS DE CARBONO:

MUCOPOLISSACARIDOSES:

Entre os hidratos de carbono mais importantes no organismo encontram-se os mucopolissacáridos, polissacáridos que contêm hexosamina e que são componentes da substância fundamental do tecido conjuntivo e também das mucinas epiteliais.[15] No tecido conjuntivo, os mucopolissacáridos ácidos são os mais importantes, devido às suas muitas funções, incluindo a sua capacidade de ligar catiões e grupos básicos numa reação do tipo troca iónica.[15] Estes podem ser importantes nos mecanismos de desintoxicação e podem funcionar na distribuição de água e electrólitos entre as células e os fluidos circulantes.[15]

As mucopolissacaridoses são um grupo heterogéneo de doenças metabólicas que são normalmente herdadas de forma autossómica recessiva.[49] Caracterizam-se pela falta de qualquer uma das várias enzimas normais (lisossómicas) necessárias para processar as importantes substâncias intercelulares conhecidas como glicosaminoglicanos.[49] As mucopolissacaridoses que se acumulam são o sulfato de condroitina, o sulfato de dermatano, o sulfato de heparano e o sulfato de queratano.[50, 51] Manifesta-se na infância ou na primeira infância e envolve vários órgãos e tecidos, fígado, baço, medula óssea, gânglios linfáticos, rins, coração e cérebro.[51] Os mucopolissacáridos acumulam-se nas células fagocíticas mononucleares, nas células endoteliais, nas células musculares lisas da íntima e nos fibroblastos.[50]

CARACTERÍSTICAS CLÍNICAS:

As caraterísticas clínicas variam consoante a síndrome em causa.[49] Os doentes afectados apresentam frequentemente uma vasta gama de gravidade do envolvimento. [50] A maioria dos doentes apresenta atraso mental.[49] Os traços faciais são grosseiros, com sobrancelhas pesadas e alterações esqueléticas, como articulações rígidas.[49]

MANIFESTAÇÕES ORAIS:

Macroglossia é observada na maioria dos pacientes.[49] Hiperplasia gengival, particularmente na região anterior.[49] Esmalte fino com cúspides pontiagudas nos dentes posteriores, numerosos dentes impactados com espaços foliculares proeminentes, possivelmente causados pela acumulação de glicosaminoglicanos no tecido conjuntivo folicular.[49]

SÍNDROME DO ARREMESSADOR:

Também conhecida como mucopolissacaridose I (MPS I).[51] Existe uma deficiência da enzima alfa-L-iduronidase[51] que resulta numa acumulação intracelular excessiva de sulfato de condroitina B e sulfato de heparitina.[15] É herdada como um traço autossómico recessivo.[51] A doença manifesta-se normalmente nos primeiros dois anos de vida.[15] E termina em morte antes da puberdade.[15] As caraterísticas clínicas incluem cabeça grande com testa proeminente, nariz largo e séssil e narinas largas, hipertelorismo, pálpebras inchadas com sobrancelhas grossas e espessas, lábios grossos, língua grande, boca aberta e congestão nasal, hepatomegalia e opacidade progressiva da córnea.[15] O pescoço curto e as anomalias da coluna vertebral são típicos, com contracturas de flexão que resultam em "mão em garra". Mandíbula curta e larga, com gónios proeminentes, uma grande distância intergonial e uma maior distância entre as arcadas dos ramos.[49] Os dentes são pequenos, muito espaçados e deformados.[15]

Semenza GL, Pyeritz RE (1988)[52] : Vinte e um pacientes com o diagnóstico de mucopolissacaridoses e com história de queixas respiratórias foram estudados retrospetivamente. Foi observado estreitamento das vias aéreas superiores por hipertrofia da língua.

Simic M, Arsenijevic S, Varagic M, Jovic B (1989)[53] : É descrita uma menina de 5 anos de idade com síndrome de Hurlers. Foram observados sintomas típicos e o exame dentário confirmou o processo alveolar hipertrófico, espaçamento, dentes cariados, língua comprida, hipoplasia do esmalte, mordida aberta.

SÍNDROME DOS CAÇADORES :[54]

É uma doença geneticamente transmitida conhecida por produzir infiltração mucopolissacárida em múltiplos sistemas de órgãos. A obstrução das vias respiratórias superiores é causada por uma língua aumentada, uma faringe deformada e um pescoço curto e grosso. O resultado letal é observado na segunda década de vida e deve-se a uma cardiomiopatia infiltrativa que conduz a uma insuficiência cardíaca irreversível.

Thappa DM, Singh A, Jaisankar TJ, Rao R, Ratnakar C (1998)[55] : Relata-se o caso de um rapaz de 9 anos que apresentava lesões cutâneas assintomáticas, sólidas e elevadas na parte superior das costas. Ao exame, apresentava pápulas e nódulos firmes, hipopigmentados a cor de pele, nas omoplatas, na região peitoral e nas partes laterais das coxas e dos braços. Tinha baixa estatura, traços faciais grosseiros, lábios grossos, língua grande e contraturas em garra das articulações interfalângicas distais.[81]

SÍNDROME DE SANFILIPPO:

MPS III , nesta síndrome o sulfato de heparano acumula-se nos lisossomas devido a uma perturbação enzimática na degradação dos mucopolissacáridos.[56] A síndrome é caracterizada por uma combinação de deterioração mental a partir do terceiro ano de vida, hepatoesplenomegalia e uma aparência facial típica.[56] Caracteriza-se por uma obliteração generalizada das câmaras pulpares e dos canais por dentina secundária irregular.[57]

SÍNDROME DE MORQUIO:

É uma doença genética causada pela falta da enzima responsável pela degradação do mucopolissacarídeo sulfato de queratina, levando assim à sua acumulação.[58] As caraterísticas clínicas incluem baixa estatura, deformidade da coluna vertebral, anomalias cardíacas, opacidades da córnea, surdez e anomalias dentárias, que incluem dentes posteriores afilados e cúspides pontiagudas, incisivos em forma de pá, esmalte fino e superfícies vestibulares com buracos, espaçamento entre os dentes anteriores superiores e alargamento.[58, 59] As alterações radiográficas incluem esmalte com menos de 25% da espessura normal, mas com radiodensidade normal.[58]

SÍNDROME DE MAROTEAUX - LAMY :[60]

Na MPS VI, há deficiência da arilsulfatase B, o que leva à acumulação de sulfato de dermatano nos tecidos e à sua excreção urinária. As caraterísticas clínicas incluem uma cabeça grande, pescoço curto, opacidade da córnea, boca aberta associada a uma língua alargada, alargamento do crânio e uma dimensão antero-posterior longa. Em casos graves, dentes não irrompidos, folículos semelhantes a quistos dentígeros, má oclusão, defeitos condilares e hiperplasia gengival.

PROTEINOSE LIPÍDICA:

Representa uma perturbação do metabolismo dos mucopolissacáridos. É uma doença rara e hereditária da pele e da membrana mucosa caracterizada por depósitos subepiteliais de material hialino.[61] É transmitida como carácter autossómico recessivo.[15]

CARACTERÍSTICAS CLÍNICAS:

Estes doentes desenvolvem nódulos cerosos, solitários ou agrupados, branco-amarelados, de tamanho variável entre milímetros e 0,5 cm na pele da face, mãos, pescoço, axilas, escroto, áreas perineais e fenda interglútea.[15] Calcificação intracraniana no hipocampo, falx cerebri ou lobos temporais.[15] Um dos aspectos caraterísticos desta doença é a incapacidade de chorar à nascença e a rouquidão da voz devido ao envolvimento da epiglote, das pregas ariepiglóticas e da região interaritenóidea.[15]

CARACTERÍSTICAS ORAIS:

A cavidade oral é gravemente afetada com o desenvolvimento de placas papulares branco-amareladas caraterísticas que se tornam proeminentes na idade adulta.[15] A mucosa oral dos doentes afectados torna-se nodular e espessa, com envolvimento primário da mucosa labial, bucal e palatina, da língua posterior e do frénulo lingual.[62] Os lábios tornam-se espessos e nodulares e a língua desenvolve uma rigidez semelhante a uma tábua, aumentada e muito firme à palpação e, por vezes, presa ao pavimento da boca.[15, 61] Há relatos de ausência congénita de dentes e hipoplasia grave do esmalte.[15]

Aroni K, Lazaris AC, Papadimitriou K, Paraskevakou H, Davaris PS (1998)[63] : Uma mulher de 37 anos apresentou-se com secura progressiva da boca. O exame físico revelou placas de longa duração na face e nos membros superiores, lesões populares na cavidade oral e firmeza da língua. Os achados acima referidos, juntamente com as investigações, eram compatíveis com proteinose lipoide.

DOENÇA DE ARMAZENAMENTO DE GLICOGÉNIO:

As GSD são um grupo de doenças genéticas que afectam as vias de armazenamento de hidratos de carbono como glicogénio.[64]

A GSD afecta principalmente o fígado e os músculos. A GSD tipo I, III, IV e IX afecta geralmente o fígado, causando hepatomegalia e hipoglicemia.[65]

A GSD muscular inclui os tipos II, V e VII e apresenta sintomas variáveis, incluindo dores musculares, intolerância ao exercício e fraqueza progressiva.[65]

A doença de depósito de glicogénio tipo Ib é uma perturbação metabólica hereditária rara causada pela deficiência da glucose-6-fosfato translocase com a consequente acumulação de glicogénio. Manifesta-se por atraso de crescimento, hepatomegalia, hipoglicemia, hiperlactacidemia, neutropenia e disfunção dos neutrófilos, causando uma maior suscetibilidade a infecções recorrentes. As manifestações intra-orais comuns são cáries dentárias, gengivite, doença periodontal, atraso na maturação e erupção dentária, diátese hemorrágica oral e úlceras orais.[67]

Um rapaz de 3 anos de idade foi afetado 3 vezes aos 3 anos de idade por úlceras orais superficiais recorrentes e persistentes que estavam cobertas por uma pseudomembrana branca e apareciam na língua e no bordo vermelhão do lábio inferior. As complicações orais têm sido descritas como um achado comum na GSD tipo Ib associada à disfunção dos neutrófilos.[66]

Mortellaro C, Garagiola U, Carbone V, Cerutti F, Marci V, Bonda PL (2005)[67] : Foi relatado um caso afetado pela doença de armazenamento de glicogénio tipo Ib, no qual foram observados achados orais invulgares, tais como gengiva hiperplásica-hipertrófica e epúlide granulamatosa de células gigantes.

Um homem de 69 anos, com uma história recente de reparação do túnel cárpico bilateral, apresentou-se ao seu médico de clínica geral com macroglossia progressiva. Esta situação acabou por ser diagnosticada como sendo devida a amiloidose secundária a mieloma múltiplo. Pode ser uma indicação de uma discrasia plasmocitária subjacente ou de um mieloma múltiplo nos idosos.[68]

A deficiência de maltase ácida é uma causa rara de doença muscular em doentes adultos.[69]

As caraterísticas clínicas incluem fraqueza progressiva dos membros, doença pulmonar restritiva ou ambas. É registada fraqueza e aumento da língua.[69]

Na autópsia, foi registada uma substituição profunda do músculo por tecido fibrogorduroso na língua e no diafragma.[70]

DEFEITOS NO METABOLISMO DOS AMINOÁCIDOS E DOS ÁCIDOS ORGÂNICOS: AMILOIDOSE:

A amiloidose refere-se à deposição idiopática e extracelular de proteínas fibrilares, denominadas amiloide, nos tecidos. Embora a amiloidose seja uma doença rara, a região da cabeça e do pescoço tem sido relatada como um local frequente de sítios amilóides. A amiloide é normalmente depositada na língua, como parte da amiloidose generalizada. A amiloidose localizada isolada da língua é relativamente rara. A amiloide é um material complexo com pelo menos duas formas distintas, tipo A e tipo B. Qualquer órgão pode estar envolvido, sendo os mais frequentemente afectados os rins, o coração, o trato gastrointestinal, o fígado e o baço.

Koren R, Veltman V, Halpern M, Szabo R, Gal R (1998)[71] : Apresentámos um caso com glossodinia e glossopirose que, clinicamente, se pensava representar uma glossite romboide mediana.

Van der Waal RI, van de Scheur MR, Huijgens PC, Starink TM, van der Waal I (2002)[72] : Foi efectuado um estudo retrospetivo em 11 doentes e concluiu-se que a amiloidose da cavidade oral envolve predominantemente a língua, manifestando-se principalmente por macroglossia. A amiloidose da língua está associada a uma discrasia de células plasmáticas subjacente oculta, em particular o mieloma.

Pan WH, Li NP (2006)[73] : Realizaram um estudo retrospetivo em 25 pacientes com amiloidose da língua. Concluíram que 84% dos pacientes apresentavam sintomas de xerostomia e cegueira gustativa, 44% queixavam-se de atividade limitada da língua. Macroscopicamente, a mucosa apresentava opalescência, hemorragia punctiforme, partículas de grãos vermelhos e úlceras na língua.

O Kwashiorkor faz parte do espetro da desnutrição energético-protéica. A doença resulta de uma falta de proteínas nutricionais associada a um excesso de hidratos de carbono.

Caraterísticas clínicas - Os indícios cutâneos incluem a "pele de bandeira", a hipocromotricia, a alopecia, as dermatoses de "pavimento louco", a palidez, o edema periférico, a doença hepática, a diarreia, a perda de peso e a hipoalbuminúria.

Manifestações orais - Vermelhidão brilhante da língua com perda de papilas, queilose angular bilateral, fissura dos lábios e perda de pigmentação circum-oral.[15]

Síndrome de Ehlers - Danlos:

O doente apresenta problemas que são normalmente atribuídos à produção de colagénio anormal, a proteína que é o principal componente estrutural do tempo conjuntivo. Foram descritos pelo menos 10 tipos.[49]

As caraterísticas clínicas incluem hiperelasticidade da pele, hiperextensibilidade das articulações e fragilidade dos vasos sanguíneos da pele, resultando em hematomas excessivos.[49] As caraterísticas faciais incluem hipertelorismo, ponte nasal larga, prega epicantal, orelhas salientes e saliência frontal.

Manifestações orais Os doentes têm a capacidade de tocar na ponta do nariz com a língua (sinal de Gorlin) e a friabilidade da mucosa está presente. Uma variedade de anomalias dentárias inclui raízes dentárias malformadas e atrofiadas, grandes cálculos pulpares e esmalte hipoplásico.[49]

De Felice C, Toti P, Di Maggio G, Parrini S, Bagnoli F (2001)[74] : A ausência dos lábios inferiores (sensibilidade de 100%; especificidade de 99,4%) e do frénulo lingual (sensibilidade de 71,4%; especificidade de 100%) está associada aos tipos clássico e de hipermobilidade da síndrome de Ehlers-Danlos.

Cakesen H, Cesur Y, Tombul T, Uner A, Kirimi E, Tuncer O, Odabas D (2002)[75] : Relato de um caso de MRS associado à síndrome de Ehlers-Danlos, caracterizada pela tríade de paralisia facial recorrente, língua plicada e edema facial.

Nagashima C, Tsuji R, Kubota S, Tajima K (2005)[76] : Relata-se o caso de um rapaz de 13 anos com síndrome de Ehlers-Danlos. O exame revelou hipermobilidades acentuadas de todas as articulações e da cutis elastica, teraparesia espástica e fasciculação da língua.

DEFEITOS DO CICLO DA UREIA:

O ciclo da ureia é o processo metabólico através do qual o corpo se livra do azoto. Existem seis enzimas que participam neste processo. A deficiência de qualquer uma delas perturba o processo e faz com que o excesso de azoto, sob a forma de amoníaco, se acumule no organismo.[77] As seis perturbações do ciclo da ureia são :[77]

- Deficiência de carbamil fosfato sintetase
- Deficiência de N-acetilglutamato sintetase
- Deficiência de ornitina transcarbamilase (mais comum)
- Deficiência de ácido argininosuccínico sintetase (citrulinemia)
- Deficiência de argininosuccinase ácido-liase
- Deficiência de arginase

As caraterísticas clínicas são vómitos, letargia, falta de atividade, má alimentação, diminuição do estado mental, discurso arrastado, marcha instável e até coma. Os doentes desenvolvem geralmente espasticidade, atraso mental, convulsões e ataxia. Os níveis séricos de amoníaco são descritos como "muito elevados" (>1000umol/L).

PERTURBAÇÕES METABÓLICAS DO TECIDO ADIPOSO :

RETICULOENDOTELIOSES LIPÍDICAS[49] :

Trata-se de um grupo relativamente raro de doenças hereditárias. Estas incluem:

1. a doença de Gaucher
2. Doença de Niemann-Pick
3. Doença de Tay-Sachs

Os doentes afectados não possuem determinadas enzimas necessárias para o processamento de lípidos específicos, o que resulta numa acumulação de lípidos em várias células.[49]

DOENÇA DE GAUCHER:

Um defeito autossómico recessivo[15] resulta da falta de glucocerebrosidase e resulta na acumulação de glucosilceramida, particularmente nos lisossomas das células da linhagem dos macrófagos e monócitos.[49]

As caraterísticas clínicas incluem anemia e trombocitopenia e os doentes são susceptíveis a enfartes ósseos, o que provoca dor nos ossos.[49] São frequentemente identificadas deformações dos ossos longos em frascos de Erlenmeyer, particularmente do fémur. Os doentes também apresentam hepatomegalia e esplenomegalia.[49] Muitos doentes afectados apresentam também um grau significativo de atraso de crescimento e deterioração neurológica.[49]

DISTÚRBIOS METABÓLICOS DAS VITAMINAS :

VITAMINA A:

Essencial para a manutenção da estrutura e função do tecido epitelial glandular.[24] Também regula a queratinização, influencia a função endócrina e serve como precursor da rodopsina.[24] Também chamada "vitamina anti-infeção".[1] A deficiência faz com que os olhos sejam os primeiros a ser afectados, causando cegueira nocturna, xeroftalmia e ulcerações conjuntivais. A pele torna-se seca e escamosa.[24]

As manifestações orais incluem o aumento da queratinização da mucosa oral e a queratinização de tecidos anteriormente não queratinizados. As áreas hiperqueratóticas aparecem como manchas brancas.[24] Foi registada metaplasia do epitélio ductal salivar, causando por vezes xerostomia e alterações do paladar e do olfato.[24]

HIPERVITAMINOSE A:

Provoca anorexia, febre baixa, hepatomegalia, alopécia, descamação da pele, cabelo grosseiro e dores ósseas generalizadas.[15, 24] Por via oral, manifesta-se por atrofia da mucosa oral, inflamação gengival e descamação dos lábios.[24]

Biesalski HK, Wellner U, Stofft E, Bassler KH (1985)[78] : São relatadas investigações morfológicas da língua, do epitélio olfativo, da traqueia e do ouvido interno na deficiência de vitamina A. Os resultados apoiam as hipóteses relativas à perda da função sensorial como sendo, pelo menos, um efeito secundário das alterações da vizinhança das células sensoriais causadas pela carência de vitamina A. As papilas gustativas têm a sua função dificultada por uma camada densa de células escamosas.

VITAMINA B1:

A vitamina B1 tem a função de formar a coenzima tiamina pirofosfato, necessária para a descarboxilação oxidativa do piruvato e do a-cetoglutarato.[19] A deficiência provoca a degeneração das bainhas de mielina das fibras nervosas, tanto nos nervos periféricos como no sistema nervoso central, causando polineurite. Uma deficiência grave provoca insuficiência cardíaca.[1] Também provoca beribéri seco ou neurítico, que se apresenta como dormência nas pernas e parestesia.[24]

Encefalopatia de Wernickes, causando apatia, confusão, ocasionalmente delírio e ataxia cerebelar, e os sinais oculares incluem nistagmo e paralisia do reto externo e dos músculos extra-oculares.[24]

Síndrome de Korsakoffs, apresenta-se como defeitos de memória, particularmente de acontecimentos recentes.

As manifestações orais incluem hipersensibilidade dos dentes e da mucosa oral, aumento das papilas fungiformes, podem aparecer pequenas vesículas ou fissuras no vermelhão e nas comissuras da boca.[24]

VITAMINA B2:

A carência provoca dermatite seborreica, vómitos, diarreia, espasticidade muscular e, por fim, fraqueza muscular, coma e diminuição da temperatura corporal e, por fim, morte.[1]

As manifestações orais incluem, no estado de deficiência ligeira, uma glossite que começa com dor na ponta e/ou nas margens laterais da língua. As papilas filiformes tornam-se atróficas, enquanto as papilas fungiformes permanecem normais ou tornam-se ingurgitadas e em forma de cogumelo, dando à língua um aspeto avermelhado e grosseiramente granuloso, queilose angular, caracterizada por lesões dolorosas nas comissuras da boca.[15, 24] Em casos graves, a língua torna-se lisa e vidrada, devido à atrofia completa das papilas.[15] Em muitos casos, a língua tem uma cor magenta.[15] As lesões queilóticas são mais horizontais. O bordo do vermelhão e, em certa medida, a mucosa bucal podem adquirir uma tonalidade arroxeada que se assemelha à cianose.[15]

Lo CS (1984)[79] : Sinais observados de deficiência de riboflavina, dermatite escrotal, estomatite angular, queilose e língua magenta.

Bates CJ, Flewitt A, Prentice AM, Lamb WH, Whitehead RG (1983)[80] : Verificou-se que a incidência global de atrofia papilar lingual aumentou significativamente durante o curso do estudo, mas o aumento foi significativamente menor no grupo suplementado do que no grupo placebo. Foram registadas mais queixas de dor de boca no grupo do placebo. Concluiu-se que um suplemento de riboflavina administrado em intervalos espaçados pode ser clinicamente benéfico.

VITAMINA B6:

Participa em várias reacções do metabolismo dos aminoácidos. Pode também estar envolvido na formação de anticorpos.[24] A deficiência provoca dermatite, diminuição da taxa de crescimento, desenvolvimento de fígado gordo, anemia e evidência de deterioração mental[1] e neuropatia periférica.[24]

As manifestações orais são inespecíficas e incluem queilose angular, glossite e estomatite generalizada. Desenvolve-se atrofia papilar do dorso da língua.[24]

VITAMINA B12:

Participa como coenzima num grupo diverso de reacções metabólicas.[24] A sua carência provoca a desmielinização das grandes fibras nervosas da medula espinal.[1]

As manifestações orais incluem glossite e estomatite. A glossite varia consoante a gravidade. Inicialmente, ocorre uma reação inflamatória; a sensibilidade extrema, a sensação de ferida e o edema interferem normalmente com a alimentação. Esta inflamação regride e é seguida por uma atrofia progressiva das papilas filiformes e fungiformes. As ulcerações orais recorrentes sem quelite angular são outra caraterística de apresentação.[24]

Itoh I, Ikui A, Ikeda M, Tomita H, Souhei E (2002)[81] : Cinco pacientes foram tratados por glossite de Hunters após gastrectomia total. As principais queixas eram distúrbios do paladar e sensação glossal anormal. Em todos os 5 casos, a língua era vermelha e lisa, e os testes laboratoriais revelaram a presença de anemia macrocítica e uma diminuição da concentração sérica de vitamina B12. A gustometria foi efectuada em 4 casos e os resultados documentaram a presença de perturbação do paladar. Os doentes foram tratados com vitamina B12, o que levou a uma melhoria do aspeto e das queixas.

Atanassova PA, Chalakova NT, Goranov SE, Ilieva EM, Sotirova KN, Massaldjieva RI (2004)[82] : Foi descrito o caso de um doente de 44 anos com uma apresentação clínica invulgar de encefalomielopolineuropatia por deficiência de vitamina B12. O diagnóstico foi feito de acordo com os seguintes critérios: exame físico - língua lisa, gastrite atrófica, hepatoesplenomegalia ligeira. Exames laboratoriais - anemia perniciosa, níveis séricos baixos de vitamina B12, exame neurológico - síndroma de lesão combinada das colunas posterior e lateral da medula espinal, ressonância magnética - áreas hiperintensas típicas em imagens ponderadas em T2 nas colunas posteriores das regiões cervicais da medula espinal, estimulação magnética tanscraniana - tempo de condução motora central prolongado dos potenciais evocados motores bilateralmente, exame psicológico declínio cognitivo. As complicações neurológicas podem ser uma manifestação precoce da deficiência de vitamina B12.

ÁCIDO FÓLICO:

Provoca anemia macrocítica.[1] A deficiência de ácido fólico é caracterizada por glossite, diarreia e anemia macrocítica.[15] A glossite aparece inicialmente como um inchaço e vermelhidão da ponta e das margens laterais do dorso.[15] As papilas filiformes são as primeiras a desaparecer, permanecendo as papilas fungiformes como manchas proeminentes.[15] Em casos avançados, as papilas fungiformes perdem-se e a língua torna-se escorregadia, lisa e de cor vermelha ardente.[15]

As manifestações orais são semelhantes às da deficiência de vitamina B12. As ulcerações orais graves são o sinal clínico predominante.[24]

Stolzenberg R (1994)[83] : Uma mulher obesa de 51 anos de idade foi tratada para tratamento de uma colecistectomia laparoscópica complicada, acompanhada de febre e mal-estar. No 52° dia de pós-operatório, verificou-se que a língua da doente estava magenta e dorida e que esta apresentava alterações do paladar, palidez, perda de peso acentuada, diarreia e falta de apetite e de disposição. O esfregaço de sangue hematológico era sugestivo de deficiência de folato. Um mês após o início do suporte nutricional, o seu estado nutricional melhorou drasticamente.

Bjorkegren K, Svardsudd K (2003)[84] : Foram estudados os níveis de cobalamina sérica, folato, ácido metilmalónico (MMA) e homocisteína total (tHcy), e as suas relações com os achados clínicos e os sintomas relatados numa amostra populacional aleatória representativa. O estudo concluiu que as alterações na mucosa da língua e a estomatite do ângulo da boca estavam significativamente associadas a níveis anormais de tHcy e de folato no soro.

ÁCIDO PANTOTÉNICO:

Não há provas clínicas de que esta deficiência nos seres humanos esteja associada a qualquer lesão ou síndroma específico.[24]

NIACINA:

O ácido nicotínico é convertido pelo organismo na sua amida, a nicotinamida, que é depois utilizada para a produção de nicotinamida adenina dinucleótido (NAD) e nicotinamida adenina dinucleótido fosfato (NADP). Está envolvida como aceitador e dador em reacções de oxidação e redução.[24]

A carência conduz à pelagra, caracterizada por uma dermatite escamosa vermelha simétrica nas zonas das meias e das luvas, que pode escurecer e, posteriormente, descamar. Os doentes também apresentam diarreia, dormência e sensações de queimadura, vertigens, nervosismo, fraqueza progressiva e anorexia.[24]

As manifestações orais incluem eritema generalizado da mucosa com atrofia papilar da língua, causando um desconforto considerável. Nas fases agudas, toda a mucosa oral fica vermelha e dolorosa.[15] A boca sente-se como se tivesse sido escaldada.[15] Posteriormente, podem desenvolver-se ulcerações cobertas de fibrina, a língua pode tornar-se vermelho-fogo e podem observar-se ulcerações superficiais no dorso e ao longo das margens laterais. O doente queixa-se normalmente de uma sensação de ardor na língua, que fica inchada e pressiona os dentes, provocando reentrâncias.[15] A gengivoestomatite ulceronecrótica secundária também é um achado, juntamente com o herpes labial e a queilose angular.[24]

A entidade clínica denominada pelagra e a doença canina denominada língua negra são causadas principalmente por uma deficiência de niacina.[1]

Shinpo K, Fukazaw T, Hamada T, Moriwaka F, Tashiro K (1993)[85] : Um homem de 32 anos com alcoolismo crónico há mais de 10 anos desenvolveu erupções cutâneas, língua vermelho-escura e diarreia aquosa grave, seguida de fraqueza dos membros inferiores bilaterais. O doente revelou erupções cutâneas hiperpigmentadas com escamas no dorso das mãos e nos aspectos extensores dos antebraços, fraqueza muscular proximal de ambas as extremidades inferiores, movimentos hiperactivos dos joelhos e tornozelos, reflexos de Chaddock positivos e perturbações sensoriais do tipo meia. Foi feito o diagnóstico de miopatia hipocalémica e pelagra. Com a correção do nível sérico de potássio e a suplementação com niacina, os sinais e sintomas melhoraram.

BIOTINA:

Funciona como uma coenzima nas reacções de carboxilação.[24]

A deficiência provoca dermatite escamosa. Por via oral, manifesta-se por atrofia das papilas linguais.[24]

Sabe-se que os doentes com deficiência crónica e prolongada de vitaminas do complexo B desenvolvem líquen plano bolhoso e periodontite dolorosa.[24]

VITAMINA C:

É um potente agente redutor que, em conjunto com o ácido dihidroascórbico, forma um sistema redox. A sua principal função é a hidroxilação da prolina.[24]

A carência de vitamina C provoca o escorbuto. Manifesta-se clinicamente como uma falha na cicatrização das feridas, paragem do crescimento ósseo, as paredes dos vasos sanguíneos tornam-se extremamente frágeis.

Em casos graves, gengivite com afrouxamento dos dentes, inflamação da boca, vómitos de sangue, fezes com sangue e hemorragia cerebral. A febre alta desenvolve-se frequentemente antes da morte.[1] A hemorragia subperiosteal é caraterística e pode ser demonstrada em radiografias.[24]

As manifestações orais incluem gengivite como manifestação inicial, com a gengiva interdentária e marginal a aparecer vermelho vivo com uma superfície inchada, lisa e brilhante, hemorragia nas margens gengivais, inchaço e ulcerações.[15, 24] À medida que a deficiência se agrava, a gengiva torna-se grosseiramente inflamada e sangra à mais pequena pressão de sondagem. Neste estado, os tecidos orais são altamente susceptíveis a infecções secundárias, particularmente as causadas pelo organismo Vincents (Borrelia Vincentii). No escorbuto totalmente desenvolvido, a gengiva torna-se pantanosa, ulcera e sangra.[15] A cor muda para um vermelho violáceo.[15] Em casos graves de escorbuto, ocorrem hemorragias e inchaço das membranas periodontais, seguidas de perda de osso e afrouxamento dos dentes, que acabam por esfoliar.[15] A deficiência subclínica causa um aumento significativo da suscetibilidade a doenças periodontais.[24]

Eddy TP, Taylor GF (1977)[86] : Vinte e duas pessoas idosas, vegetarianas durante muitos anos, apresentavam valores elevados de ácido ascórbico no plasma e nos leucócitos. O exame visual e fotográfico das suas línguas mostrou uma incidência muito menor de petéquias e varizes sublinguais do que a que se verifica geralmente nas pessoas idosas. E foi proposto que as deficiências vitamínicas podem levar a alterações irreversíveis nos idosos que não podem ser posteriormente alteradas pela terapia vitamínica.

VITAMINA D:

A vitamina D é utilizada principalmente na absorção de cálcio e fósforo do trato intestinal e na formação e manutenção do sistema esquelético e dos dentes.[24]

Bohmer T, Mowe M (2000)[87] : O estudo foi realizado em 311 pacientes hospitalizados e em 106 idosos selecionados aleatoriamente em casa. A língua atrófica estava presente em 100 de 311 pacientes e em 10 de 106 pessoas. Os

pacientes com língua atrófica tinham um peso significativamente mais baixo, índice de massa corporal, prega cutânea tricipital, circunferência muscular do braço e valores aumentados do índice de Katz para a independência nas actividades diárias. Os doentes com língua atrófica tinham
reduziu significativamente as concentrações séricas de colesterol, ácido ascórbico e calcidiol. O estudo concluiu que a língua atrófica é comum em pessoas idosas e um marcador dc dcsnutrição c função muscular rcduzida.

VITAMINA E:

Também chamada "vitamina anti-esterilidade". A carência provoca a esterilidade masculina e também a reabsorção do feto após a conceção nas mulheres.[1] A carência também provoca trombocitose, anemia hemolítica e alterações dermatológicas em crianças, sobretudo em bebés prematuros. Os sintomas são muito menos notórios nos adultos, mas podem ocorrer alterações na formação dos eritrócitos.[24]

Martinello F, Fardin P, Ottina M, Ricchieri GL, Koenig M, Cavalier L, Trevisan CP (1998)[88] : Um homem de 24 anos de idade, que sofria desde a infância de uma forma progressiva de ataxia associada a neuropatia periférica, foi considerado gravemente deficiente em vitamina E sérica. Andava com ajuda bilateral e apresentava dismetria grave dos membros e discurso disártrico; a força muscular e o trofismo estavam ligeiramente diminuídos nos músculos distais dos quatro membros e havia hipotonia dos braços; apresentava reflexos tendinosos profundos ausentes, sinal de Babinski bilateral, propriocepção reduzida nos quatro membros, pé cavo e fasiculações da língua. Foi administrada uma suplementação de vitamina E e não se registou qualquer evolução da doença.

Henkin RI, Hoetker JD (2003)[89] : Analisou a ingestão alimentar de vários nutrientes num grande grupo de pacientes com disfunção do paladar e do olfato, comparou a ingestão destes nutrientes com valores padrão e reconheceu que a ingestão de vitamina E era significativamente inferior à da maioria dos outros nutrientes e concluiu que esta vitamina pode desempenhar um papel no crescimento e desenvolvimento de células estaminais nas papilas gustativas e no epitélio olfativo.

PERTURBAÇÃO METABÓLICA DOS MINERAIS DE FERRO:

As manifestações orais incluem glossite atrófica e quelite angular. Em casos ligeiros, algum desconforto e vermelhidão associados ao achatamento das papilas à volta da margem da língua. Em casos mais graves, vermelhidão e atrofia das papilas filiformes e fungiformes. A quelite angular é uma anomalia menos específica. Observa-se disfagia devido a estenose esofágica pós-cricoide.

ZINCO:

É um componente integral de muitas metaloenzimas no corpo. Está envolvido na síntese e estabilização de proteínas, ADN, ARN e desempenha um papel estrutural nos ribossomas e nas membranas. É necessário para a ligação dos receptores de hormonas esteróides e de vários outros factores de transcrição ao ADN. É absolutamente necessária para a espermatogénese normal, o crescimento fetal e o desenvolvimento embrionário.[90]

Tanaka M (2002)[91] : Realizou um estudo em 93 pacientes com perturbações do paladar e xerostomia para estudar a relação entre a deficiência de zinco, as perturbações do paladar e a xerostomia. Os pacientes foram tratados com zinco e tiveram alívio dos sintomas aos 6 meses, indicando que tanto as perturbações do paladar como a xerostomia estão entre os sintomas da deficiência de zinco.

A deficiência ligeira tem sido descrita em muitas doenças, incluindo diabetes mellitus, SIDA, cirrose, alcoolismo, doença inflamatória intestinal, síndromes de má absorção e anemia falciforme. A deficiência ligeira provoca atraso no crescimento das crianças, diminuição da sensibilidade gustativa e comprometimento da função imunitária.[87]

A deficiência grave e crónica é uma causa de hipogonadismo e nanismo.[87]

A acrodermatite enteropática é caracterizada por anomalias na absorção do zinco.[87]

COBRE:

O cobre é parte integrante de numerosos sistemas enzimáticos, incluindo amina oxidases, ferrooxidase (ceruloplasmina), citocromo-c oxidase, superóxido dismutase e dopamina hidroxilase.[90] tem um papel no metabolismo do ferro, na síntese da melanina e nas funções do SNC, na síntese e reticulação da elastina e do colagénio e na eliminação dos radicais superóxidos.[90]

Não foram registados quaisquer indícios de problemas de saúde.[24]

A doença de Wilson é uma doença autossómica recessiva do metabolismo do cobre. Os doentes apresentam sintomas neurológicos como espasticidade, rigidez, disartria, tremores e perturbações psíquicas.[24]

Hemocromatose:

A pigmentação bronzeada da pele, a cirrose hepática e a diabetes mellitus formam a tríade clássica da doença. A insuficiência cardíaca congestiva, o hipopituitarismo e a artrite também ocorrem frequentemente.[24]

RESUMO

O termo metabolismo significa literalmente "mudança", para designar o conjunto das transformações químicas e energéticas que ocorrem no organismo. O organismo oxida os hidratos de carbono, as proteínas e as gorduras, produzindo principalmente dióxido de carbono, água e a energia necessária aos processos vitais. A oxidação não é uma reação semiexplosiva de um só passo, mas um processo complexo, lento e gradual que liberta energia em pequenas quantidades utilizáveis. A energia pode ser armazenada no corpo sob a forma de compostos de fosfato especiais ricos em energia e sob a forma de proteínas, gorduras e hidratos de carbono complexos sintetizados a partir de moléculas mais simples. O nosso organismo utiliza os hidratos de carbono, as gorduras e as proteínas como fonte de energia. A energia é utilizada para o funcionamento normal, o crescimento, a reprodução e a reparação.

As hormonas contribuem para a manutenção da hemostase, controlam o crescimento e a maturação e contribuem para as actividades metabólicas normais. As proteínas desempenham múltiplas funções de importância crítica através das quais a informação genética é expressa. As vitaminas e os minerais podem ser ingeridos de várias maneiras, sendo que uma ingestão inadequada pode levar a uma deficiência clínica e um excesso pode resultar em toxicidade. A glucose é o principal produto da digestão dos hidratos de carbono e o principal açúcar em circulação. Qualquer alteração na via metabólica normal conduz a uma alteração da estrutura e manifesta-se clinicamente.

São observadas várias manifestações clínicas em seres humanos com metabolismo alterado, que também se manifestam na cavidade oral. Muitos dos distúrbios manifestam-se principalmente na língua, causando várias aparências, como a macroglossia, observada na acromegalia, no hipotiroidismo, no hiperpituitarismo, nas mucopolissacaridoses, na pigmentação anormal da melanina, observada na doença de Addison, na diminuição da discriminação de dois pontos, relatada num caso de síndrome de Cushings, na língua dorida e nas alterações da perceção do paladar, relatadas na diabetes mellitus.

Nalguns outros distúrbios metabólicos, apenas uma parte da língua é afetada, como o aumento das papilas fungiformes, como se observa na deficiência de vitamina B1, ou uma parte da língua é envolvida primeiro e depois envolve toda a língua, como na deficiência de vitamina B2. Toda a língua apresenta alterações glossíticas, como acontece nas deficiências de vitamina B6 e vitamina B12

CONCLUSÃO

Os técnicos de diagnóstico oral têm a responsabilidade de tratar até certo ponto e de encaminhar para um tratamento adequado.

Algumas doenças podem ser prevenidas melhorando a alimentação. Uma dieta óptima inclui, para além de água suficiente, calorias, proteínas, gorduras, minerais e vitaminas adequados.

As anomalias nos fenómenos bioquímicos do organismo conduzem a perturbações nos processos fisiológicos e, consequentemente, a diferentes doenças. Isto pode, por sua vez, reduzir a morbilidade das doenças.

Estas doenças manifestam-se de várias formas a nível sistémico e também se manifestam intra-oralmente. Algumas doenças manifestam-se apenas intra-oralmente e os dentistas podem ser a primeira pessoa a reconhecer a doença subjacente.

BIBLIOGRAFIA

1. Guyton e Hall. Livro de texto de Fisiologia Médica. 10th edition. Saunder's: 2000.
2. Ganong FW. Revisão de Fisiologia Médica. 21st edition. McGraw Hill: 2003.
3. Nelson DL, Cox MM. Lehniger, Principles of Biochemistry. 3rd edition. Macmillan Worth Publishers. 2000.
4. Sperber GH. Craniofacial Development. BC Decker Inc. 2001.
5. Sadler TW. Langman's Medical Embryology. 9th edition. Lippincott Williams and Wilkins, 2004.
6. Singh I, Pal GP. Human embryology. 7th edition. Macmillan India Ltd. 2001,
7. Sinnatamby CS. Anatomia Humana de Last. Regional e Aplicada. 10th edition. Churchill Livingstone. 2000.
8. Standring S. Anatomia Humana de Gray. A base anatómica da prática clínica. 39th edition, Elsevier Churchill Livingstone. 2005.
9. Singh I. B.D. Anatomia Humana de Chaurasia: Regional and Applied. 4th edition. CBS Publishers. 2004.
10. MJ curto. Head, neck and dental anatomy (Anatomia da cabeça, pescoço e dentes). 3rd edition. Delmar learning. 2002.
11. Burket's Oral Medicine: Diagnosis and Treatment, 9th edition. Lynch MA, Brightman VJ, Greenberg MS. JB Lippincott Company, 1994.
12. Pramod John R. Livro de texto de medicina oral. 2nd edition. Jaypee Brothers Medical Publishers. 2005.
13. Murray RK, Granner DK, Mayes PA, Rodwell VW. Harpers Illustrated Biochemistry. 26th edition. McGraw Hill. 2003.
14. Marx RE, Stern D. Oral and maxillofacial Pathology - A rationale for diagnosis and treatment. Quintessence Publishing Co. 2003.
15. Shafer WG, Hine MK, Levy BM. Um livro de texto de Patologia Oral. 4th edition. Saunder's. 2002.

16. Chaudhari SK. Concise Medical Physiology, 4th edition. New Central Book Agency Ltd. 2002.

17. Cole AS, Eastoe JE. Biochemistry and Oral Biology (Bioquímica e Biologia Oral). J Wright and Sons. 1977.

18. Hardman JG, Limbird LE. Goodman e Gillman, Pharmological basis of therapeutics, 10th edition. McGraw Hill. 2001.

19. Warrell DA, Cox TM, Firth JD, Benz EJ. Oxford textbook of Medicine, 4th edition, volume 1. Oxford University Press. 2003.

20. Hay WW, Hayward AR, Levin MJ, Sondheimer JM. Current Pediatric Diagnosis and Treatment. 16th edition. McGraw Hill. 2003.

21. Scully C, Cawson RA. Medical problems in Dentistry. 5th edition. Churchill Livingstone. 2005.

22. Cleary MA, Francis DEM, Kilpatrick NM. Implicações para a saúde oral em crianças com erros inatos do metabolismo intermediário: uma revisão. Int J Pediatric Dentistry 1997: 7: 133-141

23. Jackson IT, Meland NK, Kelle EE, Sather AH. Correção cirúrgica da face acromegálica. Um procedimento de uma fase com uma abordagem de equipa. J Craniomaxillofac Surgery 1989 Jan; 17(1): 2-8.

24. Rose LR, Kaye D. Internal Medicine for Dentistry. 2nd edition, CV Mosby CO. 1990.

25. Regezi JA, Sciubba JJ, Jordan RCK. Oral Pathology : Clinico Pathologic Correlations (Patologia Oral: Correlações Clínico-Patológicas). 4th edition, Saunders. 2003.

26. Cawson RA, Odell EW. Cawsons Essentials of Oral Pathology and Oral Medicine (Fundamentos de Patologia Oral e Medicina Oral de Cawson). 7th edition.. Churchill Livingstone. 2002.

27. Seidman PA, Kofke WA, Policare R, Young M. Complicações anestésicas da acromegalia. Br J Anaesth 2000 Feb: 84(2): 179-82.

28. McCarthy PL, Shklar G. Diseases of the Oral Mucosa (Doenças da Mucosa Oral). 2nd edition. Lea Febiger. 1980.

29. Witmann AL. Macroglossia na acromegalia e no hipotiroidismo. Virchows Arch A Pathol Histol 1977 Apr; 29: 373(4): 353-360.

30. Ajay W, Goyen M, Herrmann B, Massing S, Goehde S, Lauenstein T, Ruehm SG. Medição dos volumes da língua e visualização do processo de mastigação e deglutição utilizando imagens FISP em tempo real - experiência clínica inicial em voluntários e pacientes com acromegalia. Eur Radiol 2005 maio ; 15(5): 913-8.

31. L Lazarus, JD Young, JCM Friend. Exomphalmos - macroglossia - síndrome do gigantismo e metabolismo dos hidratos de carbono. Lancet 1968 dec 21; 2(7582): 1347-8.

32. Thorburn MJ, Wright ES, Miller CG, Smithlead EH. Síndrome de Exomphalmos - macroglossia - Gigantismo em bebés jamaicanos. American J of disease child 1970; 119(4): 316-21.

33. Behmel A, Plochl E, Rosenbran WA nova síndrome de gigantismo por displasia ligada ao X: acompanhamento da primeira família e relatório sobre uma segunda família australiana. Am J Med Genet 1988 maio-junho; 30(1-2): 275-85.

34. Tsuchiya K, Takahata O, Sengoku K, Hamada I, Suzuki A, Iwasaki H. Tratamento anestésico em um paciente com síndrome de Simpson - Golabi - Behmel. Masui 2001 Oct; 50(10): 1106-8.

35. Tyldesley WR. Oral Medicine. 3rd edition. Universidade de Oxford. 1989.

36. Catalanotto FA, Henkin RI. Sensação manual e oral em pacientes com síndrome de Cushings. J Dent Res 1977 Jul; 56(7): 866-70.

37. Riva Tonger - Decker, Sirois DA, Mobley CC. Nutrição e Medicina Oral. Human press Inc. 2005.

38. SA Shinkai , John P Hatch, John E Cornell, Chih-KoYeh. Sensibilidade tátil intra-oral em adultos com diabetes. Diabetes Care 2004; 27: 869873.

39. Lamey PJ, Darwazeh AM, Frier BM. Distúrbios orais associados ao diabetes mellitus. Diabet Med 1992 Jun; 9(5): 410-6.

40. Bagan JV, Donat JS, Penarrocha M, Milian MA, Sanchis JM. Líquen plano oral e diabetes mellitus. Um estudo clínico-patológico. Bull Group Int Rech Sci Stomatol Odontol 1993 Mar-Jun; 36(1-2): 3-6.

41. Shigemura N, Ohta K, Kusakabe Y, Miura H, Hino A, Koyano K, Nakashima K, Ninomiya Y. A leptina modula as respostas comportamentais a substâncias doces influenciando as estruturas gustativas periféricas. Endocrinology 2004 Feb; 145(2): 839-47.

42. Dacou-Voutetakis C, Anagnostakis D, Xanthou M. Macroglossia, diabetes mellitus neonatal transitória e insuficiência de crescimento intrauterino: uma nova entidade distinta? Pediatrics 1975 Jan; 55(1): 127-31.

43. Schiff D, Colle E, Wells D, Leostern. Aspectos metabólicos da SBW. J Pediatrics Feb 1973; 82(2): 258-262.

44. WJ Cunliffe, P Hudgson, JJ Fulthorpe, MM Black. IDA Johnston, Sam Shuster. Um carcinoma medular da tiroide com sereting de calcitonina associado a neuromas da mucosa, caraterísticas marfanóides, miopatia e pigmentação. Am J Med 1970 Jan; 48: 120-126.

45. Femiano F, Gombos F, Esposito V, Nunziata M, Scully C. Síndrome da boca ardente (BMS) : Avaliação da tiroide e do paladar. Med Oral PatholOral Cir Bucal 2006 Jan 1; 11(1): E22-5.

46. Turken SA, Cafferty M, Silverberg SJ, DeLa Cruz L, Ciminoc, Lange DJ, Lovelace RE, Bilezikian JP. Envolvimento neuromuscular no hiperparatiroidismo primário ligeiro e assintomático. Am J Med 1989 Nov; 87(5): 553-7.

47. Mallette LE, Ptten BM, Engel WK. Doença neuromuscular no hiperparatiroidismo secundário. Ann Intern Med 1975 Apr; 82(4): 474831.

48. Warell DA, Cox TM, Firth FD, Benz EJ. Oxford Textbook of Medicine. 4th edition, Volume 2. Universidade de Oxford. 2003.

49. Neville BW, Damm DD, Allen CM, Bouquot JE. Oral and Maxillofacial Pathology. 2nd edition. Saunder's. 2002.
50. Harsh Mohan. Essential Pathology for Dental Students. 2nd edition. Jaypee Brothers Medical Publishers (P) Ltd. 2002.
51. Hingston EJ, Hunter ML, Hunter B, Drage N. Síndrome de Hulers: Achados dentários num caso tratado com transplante de medula óssea na infância. Int J Pediatr Dent 2006 May ; 16(3): 207-12.
52. Semenza GL, Pyeritz RE. Complicações respiratórias das doenças de armazenamento de mucopolissacáridos. Medicine (Baltimore)1988 Jul; 67(4): 209-19.
53. Simic M, Arsenijevic S, Varagic M, Jonic B. Mucopolissacaridose tipo I, síndrome de Hurlers. Stomatol Glas Srb 1989 Set-Out; 36(4): 36774.
54. Laryngoscope 1987 Mar; 97(3 Pt 1): 280-5. Síndrome de Hunters: um estudo sobre obstrução das vias aéreas. Sasaki CT, Ruiz R, Gaito R Jr, Kirchner JA, Seshi B.
55. Thappa DM, Singh A, Jaisankar TJ, Rao R, Ratnakar C. Pebbling of the skin: a marker of Hunters syndrome. Pediatr Dermatol 1998 Sep- Oct; 15(5): 370-3.
56. Ned Tijdschr Tandheelkd 1998 Sep; 105(9): 324-5. síndrome 4. Síndrome de Sanfilippo. Visser A, Vissink A.
57. Webman MS, Hirsch SA, Webman H, Stanley HR. Cavidades pulpares obliteradas na síndrome de Sanfilippo (Mucopolissacaridose III). Oral Surg Oral Med Oral Pathol 1977 May; 43 (5): 734-8.
58. Fitzgerald J, Verveniotis SJ. Síndrome de Morquios. Um relato de caso e revisão dos achados clínicos. New York State Dental J 1998 Oct; 64(8): 48-50.
59. Rolling I, Clavsen N, Nyyad B, Sinolet-Pederson S. Achados dentários em três irmãos com síndrome de Morquio. Rolling I, Clavsen N, Nyyad B, Sinolet-Pederson S. Int J Paedriatr Dent 1999 Sep; 9(3): 219-24.

60. Alpoz AR, Coker M, Celen E, Ersin NK, Gokeen, van Diggelenc OP, Huijmansc JG. As manifestações orais da síndrome de Maroteaux-Lamy (Mucopolissacaridose VI): Relato de um caso. Oral Surg Oral Med Oral Pathol Oral Radiol Endod 2006 May; 101(5): 632-7.

61. Israel H. Lesões gengivais na proteinose lipoídica. J Periodontol 1992 Jun; 63(6): 561-4.

62. Bazopoulou - Krykanidou E, Tosios KI, Zabelis G, Charalampopoulou S, Papanicolaou SI.. Hialinose cutânea e mucosa: envolvimento gengival. J Oral Pathol Med 1998 May; 27(5): 233-7

63. Aroni K, Lazaris AC, Papadimitrion K, Paraskevakon H, Davaris PS. Proteinose lipoídica da mucosa oral: relato de caso e revisão da literatura. Pathol Res Pract 1998; 194(12): 855-9.

64. Anthony P Barrette, Davil J Buckley, Constance H Katelaris. Complicações orais em BGSD tipo I. Oral Surg Oral Med Oral Pathol 1990; 69: 174-6.

65. SA Kidd, C Rademeyer, GY Robero, PJ Lee, VS Lucas. Índices de doença dentária e cárie - microflora relacionada em crianças com GSD. Int J Ped Dent 2002; 12: 8-13.

66. Salopates Y, Laskaris G, Drogari E, Harokopos E, Messaritaakis J. Manifestações orais em GSD tipo IB. J Oral Pathol Med 1995; 24: 1369.

67. Mortellaro C, Garagiola U, Carbone V, Cerutti F, Marci V, Bonda PL. Manifestações orais inusitadas e evolução na doença de depósito de glicogénio tipo Ib. J Craniofac Surg 2005 Jan; 16(1): 45-52.

68. Kely M, Moran J. Macroglossia e síndroma do túnel cárpico associados a mieloma múltiplo - Relato de um caso. Ir J Med Sci 2005 Jul-Set; 174(3): 95-6.

69. Felice KJ, Alessi AG, Grunnet ML. Variabilidade clínica na deficiência de maltase ácida de início na idade adulta: relato de irmãos afectados e revisão da literatura. Medicine (Baltimore)1995 May; 74(3): 131-5.

70. Margolis ML, Howlett P, Goldberg R, Eftychiadis A, Levine S. Síndrome da apneia obstrutiva do sono na deficiência de maltase ácida. Chest 1994 Mar; 105(3): 947-9.
71. Koren R, Veltman V, Halpern M, Szabo R, Gal R. Tumor amiloide localizado da língua. Um relato de caso e revisão da literatura. Rom J Morphol Embryol 1998 Jan-Dez; 44 (1-4): 179-82.
72. van der Waal RI, van der Scheur MR, Huijgens PC, Starink TM, van der Waal I. Amiloidose da língua como marcador paraneoplásico de discrasia de células plasmáticas. Oral Surgery Oral Medicine Oral Pathology Oral Radiology Oral Endodontology 2002 Oct; 94(4): 447-7.
73. Pan WH, Li NP. Caraterística patológica clínica da amiloidose da língua. Chin Med Sci J 2006 Jun; 21(2): 104-6.
74. De Felice C, Toti P, Di Maggio G, Parrini S, Bagnoli F. Ausência de frénula labial e lingual inferior na síndrome de Ehlers-Danlos. Lancet 2001May 12; 357 (9267): 1500-2.
75. Caksen H, Cesur Y, Tombul T, Uner A, Kirimi E, Tuncer O, Odabas D. Um caso de síndrome de Melkersson - Rosenthal associado à síndrome de Ehlers - Danlos.Genet Couns. 2002; 13(2): 183-6.
76. Nagashima C, Tsuji R, Kubota S, Tajima K. Deslocações atlanto-axiais, atlanto-occipitais, estenose do canal cervical em desenvolvimento na síndrome de Ehlers-Danlos. Oral Surg Oral Med Oral Pathol Oral Radiol Endod 2005 Mar; 99(3): 321-4.
77. // doenças raras.aboutcom/cs/ureacycledisord/a/041203.htm.
78. Biesalski HK, Wellner U, Stofft E, Bassler KH. Deficiência de vitaminas e função sensorial. Ata vitaminol Enzymol 1985; 7 suppl: 45-54.
79. Lo CS. Estado da riboflavina em adolescentes no sul da China. Ingestão média de riboflavina e achados clínicos. Med J Aust 1984 Nov 10; 141(10): 635-7.

80. Bates CJ, Flewitt A, Prentice AM, Lamb WH, Whithead RG. Efficacy of a riboflavin supplement given at quinnightly intervals to pregnant and lactating women in rural Gambia (Eficácia de um suplemento de riboflavina administrado em intervalos quinzenais a mulheres grávidas e lactantes na Gâmbia rural). Hum Nutr Clin Nutr 1983 Dec; 37(6): 427-32.

81. Itoh I, Ikvi A, Ikeda M, Tomita H, Souhei E. Distúrbio do paladar envolvendo glossite de Hunters após gastrectomia total. Ata Otolaryngol Suppl 2002; 546: 159-63.

82. Atanassova PA, Chalakova NT, Goranov SE, Ilieva EM, Sotirova KN, Massaldjieva RI. Um caso de encefalomielopolineuropatia na deficiência de vitamina B12. Folia Med 2004; 46(4): 52-4.

83. Stolzenberg K. Possível deficiência de folato com infeção pós-cirúrgica. Nutr Clin Pract 1994 Dec; 9(6): 247-50.

84. Bjorkegren K, Svardsudd K. Reported symptoms and clinical findings in relation to serum cobalamin, folate, methylmalonic acid and total homocysteine among elderly Sedes : Um estudo de base populacional. J Intern Med 2003 Oct; 254(4): 434-52.

85. Shinpo K, Fukazawa T, Hamada T, Moriwaka F, Tashiro K. Um caso de alcoolismo com pelagra e miopatia hipocalémica. Rinsho Shinkeigaku 1993 Nov; 33(11): 1175-8.

86. Eddy TP, Taylor GF. Varicosidades sublinguais e vitamina C em idosos vegetarianos. Age Ageing 1977 Feb; 6(1): 6-13.

87. Bohmer T, Mowe M. Tongue atrophy - a marker of malnutrition. Tidsskr Nor Leageforen 2000 março 20; 120(8): 900-3.

88. Martinello F, Fardin P, Ottina M, Ricchieri GL, Koenig M, Cavalier L, Trevisan CP. A terapia suplementar na deficiência isolada de vitamina E melhora a neuropatia periférica e previne a progressão da ataxia. J Neurol Sci 1998 Apr 1; 156 (2): 177-9.

89. Henkin RI, Hoetke JD. Deficiências na ingestão de vitamina E em pacientes com disfunções do paladar e do olfato: será a vitamina E um cofator na apoptose do botão gustativo e do epitélio olfativo e na maturação e desenvolvimento das células estaminais? Nutrition 2003 Nov-Dec; 19(11-12): 1013-21.

90. Kasper DL, Fauci AS, Longo DL, Braunwald E, Hauser SL, Jameson JL. Harrison's Principles of Internal Medicine. 16th edition. Volume 1. McGraw - Hill Publishers. 2005.

91. Tanaka M. Função secretora da glândula salivar em pacientes com perturbações do paladar ou xerostomia: Correlação com a deficiência de zinco. Ata Otolaryngol Suppl 2002; 546: 134-41.

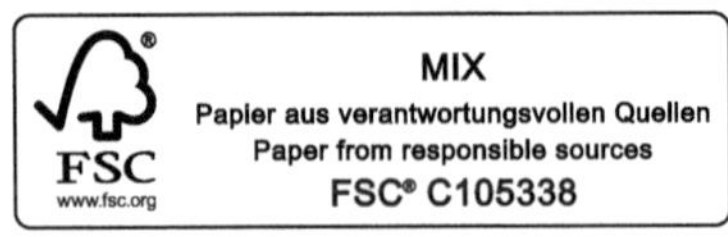

Printed by Books on Demand GmbH, Norderstedt / Germany